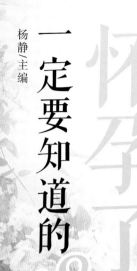

怀孕了，

杨静·主编

一定要知道的

48

件事

江西科学技术出版社

图书在版编目（ＣＩＰ）数据

怀孕了，一定要知道的 48 件事 / 杨静主编 . -- 南昌：
江西科学技术出版社，2017.11
ISBN 978-7-5390-6066-8

Ⅰ．①怀… Ⅱ．①杨… Ⅲ．①孕妇－妇幼保健－基本
知识 Ⅳ．① R715.3

中国版本图书馆 CIP 数据核字（2017）第 225468 号

选题序号：ZK2017209
图书代码：D17070-101
责任编辑：邓玉琼 万圣丹

怀孕了，一定要知道的 48 件事
HUAIYUN LE, YIDING YAO ZHIDAO DE 48 JIAN SHI

杨静 主编

摄影摄像	深圳市金版文化发展股份有限公司
选题策划	深圳市金版文化发展股份有限公司
封面设计	深圳市金版文化发展股份有限公司
出　　版	江西科学技术出版社
社　　址	南昌市蓼洲街 2 号附 1 号
	邮编：330009　电话：（0791）86623491　86639342（传真）
发　　行	全国新华书店
印　　刷	深圳市雅佳图印刷有限公司
开　　本	723mm×1020mm　1/16
字　　数	240 千字
印　　张	13
版　　次	2017 年 11 月第 1 版　2017 年 11 月第 1 次印刷
书　　号	ISBN 978-7-5390-6066-8
定　　价	36.80 元

赣版权登字：-03-2017-326

前言 Preface

　　孕育生命是一项伟大的事业，也是女性的神圣使命。女人一旦升级为孕妈妈，生活的方方面面都要多加留意，尤其是在怀孕之后的前3个月，小小的胚胎还没有在子宫内稳定下来，妈妈的一举一动都关系着他的正常发育，如果稍有不慎，还会招致流产的风险；到了孕中期，胎儿逐渐安稳下来，与此同时也进入了快速发育的时期，此时，孕妈妈的营养补充至关重要，既不能吃得太少，无法满足胎儿的正常生长发育需求，也不能胃口大开，暴饮暴食，以免加大胎儿变成巨大儿的概率和新妈妈产后的瘦身难度；来到孕晚期，孕妈妈即将和小天使见面了，心里既紧张又开心，害怕分娩的痛苦，又期待小天使的降生，此时，调整好自己的身心，以更好的状态实现顺利分娩，是每一位即将升任妈妈的女性要做的功课。

　　在十月怀胎的过程中，孕妈妈自身或许会出现诸如妊娠纹和妊娠斑、下肢水肿、便秘、尿频、妊娠高血压、妊娠糖尿病以及情绪多变等多种孕期疾病和不适，别担心，这些都属于"甜蜜的负担"，只要在饮食和生活细节上悉心护理，大多数症状都可以得到明显的改善。如果有任何突发情况或病情加重，记得及时就医，关爱自己，也关爱腹中的胎儿。

　　《怀孕了一定要知道的48件事》分为8个不同的主题，罗列了整个孕期孕妈妈需要知道的48件事，每件事都关系着孕妈妈和胎儿的身心健康。

　　怀胎十月，一路同行；孕育无声，有爱相随。希望每一位孕妈妈都能在本书的陪伴下，度过一个快乐、平安、惊喜又幸福的孕育旅程。

目录 contents

Chapter 1 科学产检篇

Chapter 2 饮食营养篇

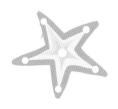

目录 contents

Chapter 3 孕期保健篇

Chapter 4 快乐"孕"动篇

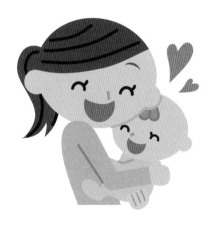

目录 contents

Chapter 5　居家细则篇

Chapter 6 胎教知识篇

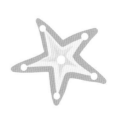

目录 contents

Chapter 7　分娩坐月子篇

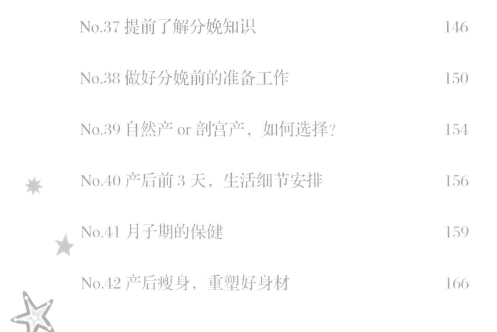

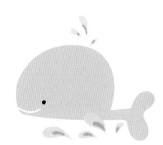

Chapter 8 新生儿养护篇

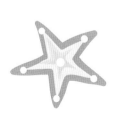

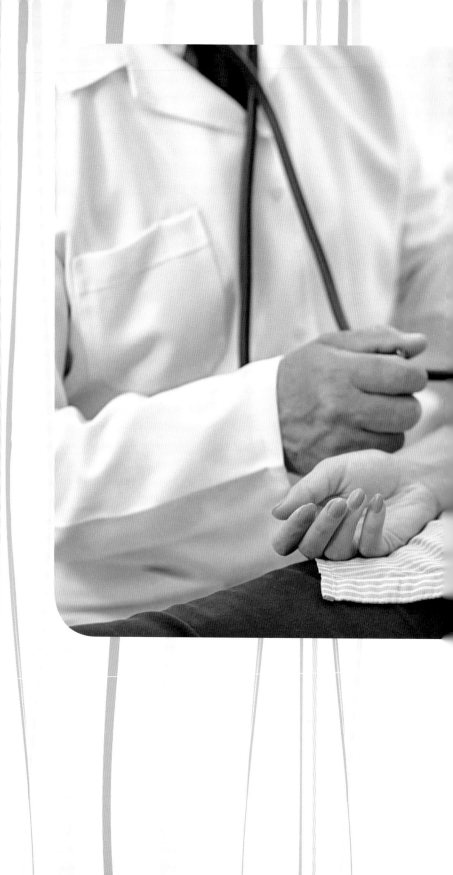

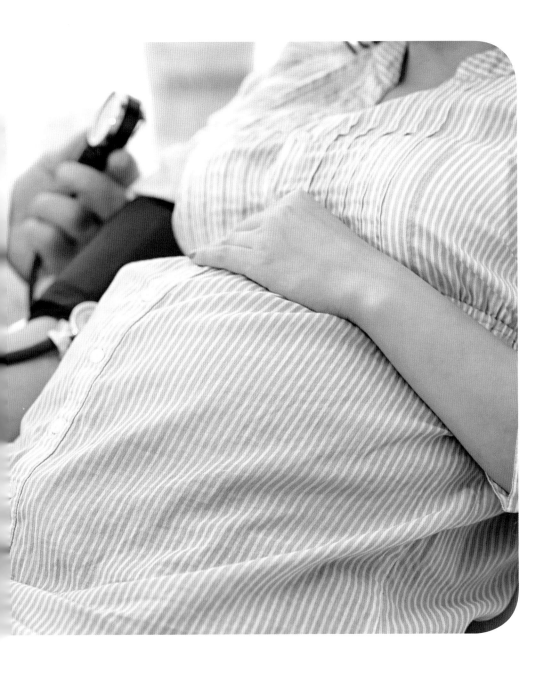

Chapter 1　科学产检篇

　　孕期产检是每一位孕妈妈都要做的事情，通过定期产检，能观察胎儿的成长动态和发育状况，也能向医生反映孕妈妈自身的身体情况，以便发现问题并及时解决。要知道，科学的产检是胎儿健康成长和孕妈妈顺利生产的有力保障。

No.1　从备孕期开始做检查

孕前体检可以帮助夫妻调整好身体状态再怀孕，符合优生宗旨。同时，还能有效减少孕期并发症的发生，对孕期护理以及孕妈妈的健康都有很大的好处。

孕前 3 ~ 6 个月做检查

孕前检查至少应提前 3 个月进行，一方面是为了夫妻双方发现问题时有时间进行干预和治疗，另一方面也能留出时间调整饮食和身体状态。

孕前检查，夫妻都要做

想要孕育健康的宝宝首先必须保证要有健康的卵子和健康的精子，因此，不止备孕女性需要做好孕前检查，备孕男性的检查也很重要。双方都要进行的检查如下：

问诊

检查时，医生会详细询问夫妻双方的现病史、既往史、家族史、用药史等，以期了解夫妻双方基本的身体情况。还要详细询问备孕女性的月经史、孕产史。

实验室检查

○　血常规

抽血检查，用于了解夫妻双方有无贫血及其他血液系统疾病，需空腹。

○　血型检测

抽血检查，包括 ABO 血型和 Rh 血型鉴定，用于判断是否会发生妈妈与胎儿血型不合所致的溶血症。

○　尿常规

尿液检查，用于了解夫妻双方肾脏状况，确认有无泌尿系统感染、肾脏疾病。

○　肝肾功能

抽血检查，有大小功能两种，用于了解夫妻双方目前的身体状况和营养状况，判断有无肝脏损伤及肝脏疾病。检查前要空腹。

○　染色体检查

抽血检查，专门检查遗传性疾病，用于了解夫妻双方生育功能及预测生育染色体疾病遗传给后代的风险。检查前宜空腹。

备孕期专项检查项目一览表

	项目	检查内容	检查目的	检查方法
女性	生殖系统检查	子宫颈、输卵管	了解子宫卵巢的发育情况，输卵管内是否有积水、肿物，是否有子宫畸形、子宫肌瘤及子宫腺肌症，卵巢内是否有肿物等	B 超
	白带常规	筛查滴虫、霉菌、支原体衣原体感染、阴道炎症，以及淋病、梅毒等性传播性疾病	是否有妇科疾病，如患有性传播疾病，应先彻底治疗，然后再怀孕，否则会引起流产、早产等危险	白带常规
	妇科内分泌	包括卵泡促激素、黄体酮生成激素等 6 个项目	月经不调等卵巢疾病的诊断	静脉抽血
	TORCH 全套	包括弓形虫、风疹病毒、巨细胞病毒、单纯疱疹病毒等的检查	60%～70% 的女性都会感染上风疹病毒，一旦感染，特别是孕期前 3 个月，会引起流产和胎儿畸形	静脉抽血
	口腔检查	检查牙齿是否清洁，是否有牙龈病或牙周炎等	在孕前 6 个月应进行口腔检查，去除牙菌斑，消除牙龈炎症，避免孕期牙病治疗药物对胎儿的影响	看牙医
	ABO 溶血	包括血型和 ABO 溶血滴度	女性血型为 O 型，丈夫为 A 型、B 型，或者有不明原因的流产史需做此项检查，以避免新生儿发生溶血症	静脉抽血
男性	生殖系统检查	检查阴茎、尿道、前列腺、睾丸、精索	看是否存在有影响生育的生殖系统疾病，如是否存在有隐睾、睾丸炎、是否患有梅毒、艾滋病等影响生育的一系列疾病	泌尿系统 B 超、精液检查
	精液检查	检查精子一般性状、精子存活率、精子活动力、精子计数、精子形态等	看男性的精子是否健康、精子成活率如何、是否能达到怀孕的要求，这是实现怀孕的先决条件	精液检查

No.2　做好优生和遗传咨询

优生已经成为一项国家政策，主要内容是控制先天性疾病新生儿，以达到逐步提高人群遗传素质的目的，进行遗传咨询已经是优生的一种重要手段。

在孕前进行咨询

遗传咨询是优生工作的重要组成部分，它是由从事医学遗传学的医生根据医学遗传学的原理，对患有遗传病的病人及家属提出的有关疾病问题进行解答的过程，其内容包括所患疾病是否为遗传病，该遗传病的发病原因、遗传方式、诊断、治疗、预后、再发风险率估计及咨询，医生给咨询者提出建议和指导等，是预防遗传病发生的主要手段之一。若未进行遗传咨询，在孕期发现缺陷儿会经历一次流产，对女性身体伤害很大；在孕期未发现，出生后察觉，此时夫妻双方不仅会遭受心灵的打击，还会加重家庭的经济负担。所以，遗传咨询应该放在孕前进行。

这几类人一定要做遗传咨询

○　曾经生育过一个有遗传疾病或者先天畸形的孩子的夫妻。

○　夫妻双方或一方，或者亲属患有遗传病，或者有家族遗传病史的夫妻。

○　夫妻或者家族中曾有不明原因的不孕不育、习惯性流产、原发性闭经、早产、死胎等情况的夫妻。

○　近亲结婚的夫妻。

○　夫妻或家族中存在性腺或性器官发育异常、不明原因智力低下患者、行为发育异常等情况的夫妻。

○　高龄夫妻。女性 35 岁以上，男性 45 岁以上。

○　夫妻双方或一方曾经或正在接触有害毒物作业，如有害的生物、物理、化学因素，药物，农药等。

○　夫妻双方或一方可能是遗传病基因携带者或染色体结构或功能异常、平衡易位携带者。

了解遗传咨询的步骤

○ 明确诊断

　　首先通过家庭调查、家谱分析、临床表现和实验室检查等手段，明确是否存在遗传性疾病。收集详细的病史资料，了解夫妻双方三代直系血亲相关疾病状况。若咨询者为近亲结婚，对其遗传性疾病的影响应作正确的估计。同时，根据其临床表现进行系统的体格检查和实验室检查以明确诊断。评估遗传风险预测遗传性疾病患者子代再发风险率，可根据遗传性疾病类型和遗传方式作出评估。

○ 告知

　　在确诊的基础上，就可告知咨询者该病的发病原因、遗传方式、防治方法、预后及再发风险，并对其提出的婚姻和剩余方面的有关问题进行解答。

○ 商谈

　　根据实际情况给咨询者提供切实可行的意见和可供选择的各种对策，并与之反复商谈以帮助作出恰当的选择和决定。在医师的帮助下付诸实践，以获得有效的防治效果。

了解遗传咨询的内容

○ 夫妻双方身体健康状况；
○ 夫妻双方家族史、是否有近亲结婚，是否生过畸形儿；
○ 夫妻双方的母亲生过几胎，成活几人，目前健康状况如何，有没有死胎情况；
○ 女性在孕期是否受过辐射、是否服过药、营养状态如何。

No.3　孕期检查必不可少

孕期检查是伴随整个孕期的重点内容，孕妈妈可以通过每次产检，了解自身的变化情况和知晓胎儿的发育状况以及注意事项等。

何为产检

产检，即产前检查，是监测胎儿发育和宫内生长环境，监护孕妈妈身体变化，提供健康教育与咨询，提高妊娠质量，减少出生缺陷儿的重要措施。规范和系统的产前检查是确保母婴健康与安全的关键环节。

产检的必要性和重要性

定期监测胎儿情况

产检的一个重要作用就是监测胎儿情况，医生会根据孕期的不同阶段测量胎儿大小、心跳和做排畸的 B 超，如果胎儿的身体指标不符合标准，医生可以及时给以治疗。如果胎儿严重畸形，也可以及时告知父母。因此，孕期检查对优生有着非常重要的作用。

定期检测孕妈妈的身体情况

每个孕妈妈由于自身体质不同，在孕期的反应也有所不同。孕期的不同时间段，孕妈妈的身体状况又可能会因为怀孕而有所变化，因此定期产检可以了解到在各时间段，孕妈妈的身体各项指标是否达标，如果出现问题需要及时治疗，否则即使顺利分娩，也会影响产后恢复。

为顺利分娩做好准备

孕期检查在监测胎儿、监测孕妈妈的同时，另一个重要的作用就是为分娩做准备。医生在了解了孕妈妈及胎儿的情况后，会给予分娩的建议。如果胎儿与孕妈妈条件都很好，医生会建议顺产，如果胎儿太大、或者位置不理想，或者孕妈妈身体条件不太好，则会建议剖宫产，因此，产检对于顺利生产有着决定性的作用。

总之，孕期检查是孕妈妈和胎儿安全的重要保障，做好产检工作，能更好地了解孕妈妈和胎儿的身体变化和发育情况。

No.4　细心安排产检项目

　　孕期产前检查的次数与内容均不同，首次检查应从确认妊娠怀孕开始。孕早期应进行第一次正式大检查，并在医院建档；孕中期建议每个月检查1次；孕晚期每2周检查1次；孕36周以后每周检查1次。

孕早期专项检查项目一览表

孕早期产检项目一览表		
检查时间	常规检查及保健	备查项目
$6 \sim 13^{+6}$ 周	建立妊娠期保健手册；确定孕周、推算预产期；评估妊娠期高危因素；血压、体重指数、胎心率；血常规、尿常规、血型（ABO和Rh）、空腹血糖、肝功能和肾功能、乙型肝炎病毒表面抗原、梅毒螺旋体和HIV筛查、心电图等	HCV筛查；地中海贫血和甲状腺功能筛查；宫颈细胞学检查；宫颈分泌物检测淋球菌、沙眼衣原体和细菌性阴道病的检测；妊娠早期B型超声检查，妊娠$11 \sim 13^{+6}$周B型超声测量胎儿NT厚度；妊娠$10 \sim 12$周绒毛活检

做在产检之前的 HCG 检查

　　HCG即人绒毛膜促性腺激素，是测定备孕女性是否受孕常使用的妊娠试验激素。孕卵着床后滋养细胞分泌HCG进入血或尿中，通过免疫学方法测定尿或血中的HCG的存在和含量，可以协助诊断早孕。

　　HCG在妊娠的前8周上升很快，以维持妊娠。随孕周增加，血清HCG值逐渐升高，$1.7 \sim 2$天即可增长1倍，至妊娠8周达到高峰，持续$1 \sim 2$周后逐渐下降。通过血液定量检查 HCG 值，比用早孕试纸定性检测尿液，更灵敏、更准确，其准确率在 99% 以上。一般正常人血清 β-HCG 测定值小于 3.1IU/L，如果超过 5IU/L 就有受孕可能，如果超过 10IU/L 基本可以确定怀孕。孕后 35～50 天 HCG 可达到或大于 2500IU/L。

孕早期孕妈妈随着妊娠进展，HCG 含量应该逐渐增高。如果孕妈妈体内的 HCG 表现为持续降低，往往预示着先兆流产或胚胎发育异常。另外，对于多胎妊娠、宫外孕、葡萄胎、某些内分泌疾病或肿瘤等导致的异常妊娠等情况，将血 HCG 值结合临床情况及其他检查结果综合分析，往往可以得出正确判断。

不可忽略的 B 超检查

在怀孕 6 周后，除了妇科常规检查之外，应通过 B 超确定宫内妊娠是否正常。例如宫腔内探查不到任何妊娠征象，而在子宫腔外探到异常的包块，结合其他的临床表现和实验室检查结果就应该考虑宫外孕可能。所以一般提倡于怀孕早期通过做 B 超明确是否是正常妊娠或双胎、葡萄胎等。

此外，还要通过 B 超进行 NT 早期排畸检查，也称小排畸检查，即胎儿颈项透明带厚度检查。通过 B 超测定颈项透明带厚度，可以早期排查胎儿畸形。

小排畸检查是孕早期的排畸检查，便于及早发现唐氏儿和先天性心脏病的胎儿，并及时予以干预。一般，绝大多数正常胎儿都可以看到此透明带，厚度小于 3.0 毫米为正常，大于 3.0 毫米即为异常，提示可能出现唐氏儿，那么就一定要做好唐氏筛查或者羊水穿刺的检查，以进一步排查畸形。当然 NT 值也不是越小越好，只要在参考范围内，不要高于或过于接近临界值，都是正常的。

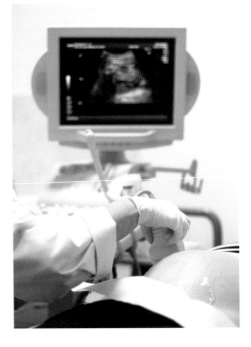

为了确保结果的准确性，建议孕妈妈在接近 14 周时再做这项检查。因为这个时候，胎儿头臀长在 45～84 毫米，经阴道 B 超检查较好。孕 11 周之前检查，胎儿太小，B 超检查可能显示不出来；过晚的话，过多的液体被胎儿的淋巴系统吸收，检查结果就不太准了。

建档要趁早

近几年都是生育高峰，尤其是国家二胎政策开放以后，这种现象更甚。因为大多数医院都要求提前确定在哪里生产，方便在医院建档，才能进行系统的产前检查，但医院床位有限，有些可能需要提前"占床"，所以，准爸爸们一定要提前做好准备，好让孕妈妈顺利建档。

建档流程每个医院会有所不同，不过基本步骤如下：

○ 医生查看病历并开产检单。

○ 拿着产检单、就医凭证原件和复印件在医院单独的窗口办理手续。

○ 拿着办好手续的就医凭证回护士处办理建档手续。

○ 出示相关证件，填写相关表格，护士会了解病史，进行建档。

○ 拿着建好的档案再回医生处，检查血压、体重、听胎心等，医生会开出检验的单据。

○ 拿着就医凭证去缴费（适时使用医保卡）。

○ 拿着缴费单据去抽血、验尿、验白带，等孕检项目。

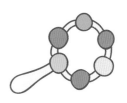

孕中期产检项目一览表

孕中期产检项目一览表		
检查时间	常规检查及保健	备查项目
$14 \sim 19^{+6}$ 周	分析首次产前检查的结果； 血压、体重、宫底高度、腹围、胎心率； 唐氏筛查（妊娠中期非整倍体母体血清学筛查）	羊膜腔穿刺进行胎儿染色体检查
$20 \sim 23^{+6}$ 周	血压、体重、宫底高度、腹围、胎心率； B超大排畸（胎儿系统B型超声筛查）； 血常规、尿常规	宫颈评估（B型超声测量宫颈长度，早产高危者）
$24 \sim 27^{+6}$ 周	血压、体重、宫底高度、腹围、胎心率； 妊娠糖尿病筛查（75克OGTT）； 血常规、尿常规	抗D滴度复查（Rh阴性者）； 宫颈阴道分泌物fFN检测（早产高危者）

不可省略的唐氏筛查

唐氏筛查是唐氏综合征产前筛选检查的简称，是孕妈妈必做的排畸检查项目。唐氏综合征又称为先天愚型，是一种染色体异常导致的疾病。

一般来说，在孕 $14 \sim 19^{+6}$ 周，孕妈妈的产检日程安排中会进行一次唐氏筛查。做唐氏筛查前，孕妈妈需要准备好详细的个人资料，在检查的前一天晚上10点以后不要再进食、喝水，尤其要注意少吃油腻食物和水果等，以免影响检查结果的准确性。

迄今为止，针对染色体疾病还没有科学有效的治疗手段。因此，降低生育染色体疾病患儿风险的有效方法是尽早通过产前遗传咨询以及产前检测、诊断等方式，及早发现并解决问题。

做完唐氏筛查，结果显示为"高危"的孕妈妈，一般会被建议做羊水穿刺，对此胎儿是否为唐氏儿做确诊。

B超大排畸至关重要

B超大排畸检查的意义非常重大，其主要目的是筛查胎儿的体表及器官组织有无异常，另外，此时也是早期发现并及时终止严重异常胎儿的合适时间。

一般来说，在孕 20 ~ 23^{+6} 周，胎儿的大脑正处于突飞猛进的发育时期，胎儿的结构已经基本形成，另外，这一时期孕妈妈的羊水相对较多，胎儿的大小比例适中，在子宫内有较大的活动空间，胎儿骨骼回声影像也较小，因此，此时进行超声波检查，能比较清晰地看到胎儿的各个器官的发育状况，并可以诊断出胎儿头部、四肢、脊柱等畸形的情况。

B超大排畸的检查时间通常为 15 ~ 20 分钟，一般来说，它能检查出大方面的畸形，例如新生儿先天性心脏病、开放性脊柱裂、内脏外翻、唇腭裂、脑部异常、四肢畸形、胎儿水肿、多指（趾）和外耳等等。但彩超并不是万能的，像新生儿的耳聋、白内障等疾病就无法检测出来。

甄别"糖妈妈"的妊娠糖尿病筛查

孕妈妈患糖尿病主要有两种情况，一种是孕前患有糖尿病，孕后糖尿病加重；一种是怀孕期间形成的糖尿病，即妊娠期糖尿病。

妊娠糖尿病和普通的糖尿病不一样，对于孕妈妈本身来说，会出现"三多"症状——多饮、多食、多尿，还可能会有生殖系统念珠菌感染反复发作；对于腹中的胎儿来说，它会影响胎儿正常的生长发育速度，导致其发育迟缓甚至胚胎停育，因此，妊娠糖尿病筛查至关重要，一定要做。

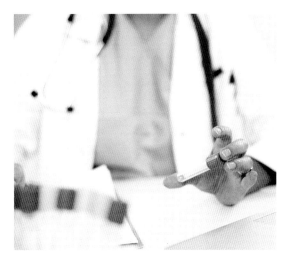

需要孕妈妈注意的是在做妊娠糖尿病筛查之前，至少要先空腹 8 小时再进行抽血，也就是说，孕妈妈在产检当天 00:00 以后就要禁止进食了，在早晨做检查前，也不能吃东西或者喝饮料、喝水，要保持绝对的空腹状态。

孕晚期产检项目一览表

孕晚期产检项目一览表		
检查时间	**常规检查及保健**	**备查项目**
28 ~ 31⁺⁶ 周	血压、体重宫底高度、腹围、胎心率、胎位； 产科 B 型超声检查； 血常规、尿常规	B 型超声测量宫颈长度或宫颈阴道分泌物 fFH 检测
32 ~ 36⁺⁶ 周	血压、体重、宫底高度、腹围、胎心率、胎位； 血常规、尿常规	GBS 筛查（35 ~ 37 周）； 肝功能、血清胆汁酸检测（32 ~ 34 周，怀疑 ICP 孕妈妈）； NST 检查（34 周开始）； 心电图复查（高危者）； 妊娠高血压筛查
37 ~ 41⁺⁶ 周	血压、体重、宫底高度、腹围、胎心率、胎位、宫颈检查（Bishop 评分）； 血常规、尿常规； NST 检查（每周 1 次）	产科 B 型超声检查； 评估分娩方式

妊娠高血压筛查

怀孕 20 周以后，尤其是怀孕 32 周以后是妊娠高血压综合征的多发期。妊娠高血压综合征易引起胎盘早期剥离、子痫、心力衰竭、凝血功能障碍、脑出血、肾衰竭及产后血液循环障碍等疾病；会使胎儿出现宫内缺氧、发育迟缓、早产，胎儿出生后低体重，可能会有肺炎、肺透明膜病等呼吸系统疾病。因此，孕妈妈进行妊娠高血压综合征筛查，评估孕期患病风险，争取做到早发现早治疗，以防不良临床结局的发生。

检查是否有妊娠高血压综合征的一些检查有血压检查、体表异常的表现比如水肿，血常规，尿液检查，心电图检查，眼睛的检查等。如果在怀孕前就有高血压、慢性肾炎或者糖尿病的病史，在妊娠 20 周以后出现头晕头痛或水肿应该及时就医检查，孕妈妈应该定期监测血压，观察下肢有没有异常，是否出现水肿，如果水肿向上蔓延超过大腿，要警惕妊娠高血压综合征。

34 周后每次产检都要做 NST

NST，即胎心监护。在怀孕 34 周后，孕妈妈每周去医院产检时，都要进行胎心监护，目的是通过检测胎动和胎心率来反映胎儿神经系统状态及胎儿宫内健康状况和预测胎儿宫内储备能力。胎心监护仪能连续、动态观察和记录胎心率的变化，并可同时配以子宫收缩仪来了解胎心与胎动及宫缩的动态关系进行仔细分析。NST 监测的是在做检查的 20 分钟内胎儿的活动情况，所以，为了胎儿的健康，孕妈妈需要养成每天自行检测胎动的习惯。

非做不可的孕晚期 B 超

孕 32 周之后，胎儿迅速生长，羊水相对减少，胎儿与子宫壁贴近，胎儿的姿势和位置相对恒定。孕晚期的 B 超检查结果主要是用于评估胎儿的大小，观察胎儿胎位、胎盘成熟度、羊水量、脐动脉血流等情况，估计胎儿体重为选择分娩方式及能否顺利分娩提供信息。如果出现羊水过少、胎儿脐带绕颈等现象，需结合临床再考虑是否继续妊娠。

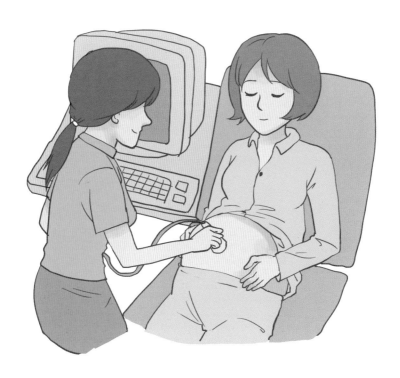

骨盆测量

产道的通畅与否将关系到分娩时孕妈妈的安危，因为骨盆的大小与分娩方式、分娩的快慢等有密切的联系，狭小或畸形的骨盆都有可能引起难产。骨盆测量能查清孕妈妈骨盆有无异常，有无头盆不对称，及早做出诊断以决定采取适当的分娩方式。为了弄清楚骨盆的大小和形态以及了解清楚胎儿和骨盆之间的比例，所以孕期必须要进行骨盆测量和检查。骨盆测量分为外测量与内测量，主要测量孕妈妈骨盆入口和出口的大小。

有的孕妈妈在怀孕之前没有做过阴道或肛门的检查，在进行骨盆测量的时候会觉得特别疼痛，其中不乏大喊大叫者，有的还会把臀部抬得很高，这都会增加医生的检查难度。孕妈妈首先要明白，骨盆检查是一定要进行的，先从心理接受它，然后做深呼吸，同时放松腹部肌肉，从身体上接受检查。如若不然，孕妈妈越紧张，医生的操作越困难，孕妈妈的痛苦也会越大，需要检测的时间就会越长。其实，这点疼痛跟分娩比起来真的不算什么。关键是孕妈妈要学会将身心都放松下来。

此外，产前骨盆外测量和骨盆内测量的测量时间有所不同。骨盆外测量应该在第一次产检时候做，也就是孕 12 周左右。首次产检进行骨盆外测量，主要通过骨盆出口测量器测量孕妈妈的出口后矢状径，以间接了解骨盆的大小及形态。

骨盆内测量检查过早的话，会因为盆腔内软组织不够松弛，从而影响操作和准确性，而且盆骨在后期会相应长大，所以，孕早期和中期无需做骨盆内测。但是，临近预产期测量又容易引起感染。所以，骨盆内测量一般会在妊娠 24 ~ 36 周，阴道松软时测量。孕晚期进行骨盆内测量主要通过中骨盆测量器依靠阴道测量坐骨棘间径，若坐骨棘间径过小会影响分娩过程中胎头的下降。

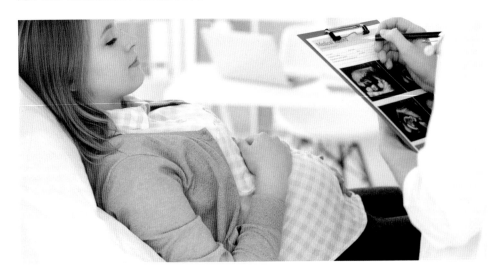

产后检查项目一览表

产后检查项目一览表		
检查时间	常规检查及保健	备查项目
产后 42 天	血压、体重指数； 血常规、尿常规； B 型超声检查； 阴道分泌物检查； 盆底检查； 内科检查； 乳房检查	腹部检查； 妊娠并发症恢复情况

查看子宫恢复情况

通过 B 超检查，了解子宫的大小、有无脱垂等情况。一般而言，产后 4 星期后，子宫就能恢复到正常大小。如果子宫里有残留的胎盘或胎膜组织，或产后子宫收缩不好，子宫恢复的速度就会放慢。检查后可根据子宫的恢复情况判断新妈妈的身体变化，一旦出现恢复较慢的情况，应及时寻找原因，并进行治疗。

进行必要的盆底检查

分娩时对盆底肌肉、神经的损伤，可能导致女性在产后面临一系列问题。这不仅给新妈妈带来很多生活上的不便，而且可能带来阴道松弛，进而影响到女性的性生活质量。通过盆底检查，可以检查会阴及产道裂伤愈合情况，阴道壁有无膨出，以及骨盆底肛门组织紧张力恢复情况。

剖宫产妈妈的腹部检查

剖宫产会对腹腔内的器官带来非正常的挤压，复位较正常生产要困难些。而且，剖宫时的刀口愈合情况也非常重要，剖宫产后皮肤伤口需要 6 ~ 8 周才能恢复，如果护理不当很可能会引起伤口瘙痒和裂开，这时产后检查可观察伤口的愈合情况，根据实际情况做相应的治疗调整。

No.5 注意以下产检事项

怀孕 10 个月，孕妈妈需要做的产检项目多，与此同时，孕妈妈在产检时需要注意的事项也比较多，为了做到心中有数，提前了解一下很有必要。

孕妈妈要定期做产检

孕妈妈做产检一定要定期做，因为定期做产前检查能连续观察了解各个阶段胎儿发育和孕妈妈身体变化的情况，例如：胎儿在子宫内生长发育是否正常，孕妈妈营养是否良好等；也可及时发现孕妈妈常见的合并症如妊娠水肿、妊娠中毒症、贫血等疾病的早期症状，以便及时得到治疗，防止疾病向严重阶段发展。

合理安排产检事项

产检项目繁多，肝功能、血糖、血脂检查要求空腹，乙肝五项、血常规、尿常规等不要求空腹，所以要合理安排产检项目，以免孕妈妈耗时太久，引起低血糖等危险事件的发生。如在孕早期检查，可先进行需要空腹的抽血，然后进食早餐，憋尿后进行 B 超检查，再去尿检。

每次的检查项目不可能刚好在一个楼层进行，当孕妈妈抽血，准爸爸可以帮孕妈妈在其他地方排队，节省等待时间，尽量使产检结果当天出来。这就要求准爸爸要提前了解检查项目，并提前与医院预约好检查的时间，这样就省去了孕妈妈检查前的等待时间。

此外，孕期，由于心理和生理变化的影响，孕妈妈会经常不记得一些事情，可能医生前面刚叮嘱完，一会儿孕妈妈就会忘记。但是，因为检查量的繁多，因此，准爸爸在陪产时要把在产检过程中医生交代的事情记录下来，提醒孕妈妈照做。

不能拘泥于医生所给的产检时间

　　要知道，产检时间一般是医生根据大多数人的状况而设定的时间，孕妈妈不用完全拘泥于这个时间，当孕妈妈身体状况出现异常时，要及时联系医院，预约产检。如原因不明的腹痛、全身广泛性瘙痒等不适症状发生时，要及时联系医生，进行检查，才能不耽误治疗。

不要随意舍弃产检项目

　　产检项目是医院为孕妈妈专门制定的一项检查项目，旨在准确观察孕期母体与胎儿的变化，保障母婴安全。不过产检项目不是一层不变的，在产检过程中，医生会根据孕妈妈的情况适当调整产检项目，所以，每个孕妈妈的产检项目会稍有不同。孕妈妈在交流时不能因为听说有部分孕妈妈没有做这项产检而排斥，应以自己的医生所开具的产检项目为准，不要随意舍弃产检项目。

不可忽略重要病史陈述

　　病史是医生判断孕妈妈健康现状的重要参考依据。病史陈述要力争做到客观、准确，重要疾病不可遗漏。如有流产史，切不可以这是自己的隐私而拒绝告知医生真实情况，应该要如实告知医生流产的次数及恢复情况；家族内有明显的遗传病人或生过先天缺陷儿的，一定要如实告知。如果孕妈妈患有高血压、糖尿病等病史，其发生、发展及治疗经过也要告知医生。生病期间所进行的药物治疗，孕妈妈也要告知医生，若孕妈妈记不住之前所服药物的名称，可以把药盒带到医院让医生辨认，也可以将既往看病的病历本带给医生。

孕3月前做B超要憋尿

孕3月前，做B超需要憋尿，那是因为在此时，子宫尚小，肠管的蠕动及其内容物可干扰子宫及其附件的影像，致使显示不清。当膀胱充盈时，将肠管推向上方，超声波才能通过膀胱形成的良好"透声窗"，观察到膀胱后的子宫、附件及胚胎等。如果膀胱不充盈时就做超声检查，会使膀胱内气体与子宫内气体发生重叠，引起误诊、漏诊。所以，此时的孕妈妈在做B超检查前，需要多喝几杯水，使膀胱充盈起来，以便更好地看清子宫内的情形。

在孕3月后做B超检查时就不需要憋尿了，还需要提前排空尿液。因为孕3月后，子宫长大升入腹腔，将肠管自然推向上方，羊水也多了，羊水就成了一个"透视窗"，医生通过超声仪器可以透过羊水观察胎儿的情况。若膀胱里有尿，反而可能影响胎儿影像的显现，因为充盈的膀胱会把子宫挤到一边去，所以，孕3月后的孕妈妈做B超检查前需要排尿。不过，当医生需要经B超检查肝、肾、脾等脏器时，仍需要事前憋尿。

尿检不可忽视

尿检作为必检项目之一，可以及早反映孕妈妈的身体机能，如果有异常，可以早发现，早治疗，不会贻误病情。

首先取尿样前要在家清洗一下自己的私处，防止取得的尿样会被白带或是男性的前列腺素污染，这样的尿样就无效了；其次就是要确定自己使用的尿杯是清洁无污染的，并且自身没有异常情况；取尿样的时候，要注意取自己尿液的中段作为尿样；如果送检的尿样有被污染的情况，那就不可以作为有效样本，需要重新收集样本；送检的样本有量的要求，一般是要求要多于10毫升。

保管好产检病历和产检单

有的医院会帮助孕妈妈保存产检的病历和产检单，有的要求自己保管。需要自己保管的孕妈妈可以拿一个文件袋专门放产检的资料，按产检的时间顺序放置，到待产入院时一并带去医院，避免遗失。

别拿称体重不当回事儿

体重测量是孕妈妈产检的必要检查项目。随着孕周的增加，胎儿逐渐长大，孕妈妈的子宫也日益增大，乳房进一步发育，胎盘与羊水的形成以及母体的血液、组织间液及脂肪发生生理变化，孕妈妈的体重会逐渐增加。孕期体重正常增加也是营养均衡的标志，也是妊娠过程正常的表现。因此，为孕妈妈侧测量体重，是孕妈妈产检的必要检查项目之一。

除了体重测量之外，孕妈更要关注自身的体重管理，通过借助一些智能设备，如智能母婴安全秤可以更好的管理体重，让孕期体重控制在合理范围内。怀孕后孕妈妈体重会逐渐增长，增长的范围需要根据孕妈妈自身条件，如孕前体重、身高等因素决定。一般情况下，在孕早期孕妈妈体重增加 1 ~ 2 千克，由于此时胎儿对营养的吸收有限，所以体重不宜增加太多。孕中期和孕晚期孕妈妈体重各增加 5 ~ 6 千克，即每周约增加 0.4 千克。

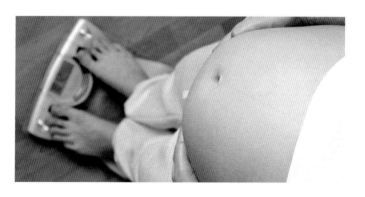

身体平静时测血压

孕期每次产检都会测量血压，而在量血压时一定要彻底的放松。保证自己在测血压时处于平静的状态，如果是刚刚做过一些轻微的活动，那么建议休息 10 ~ 15 分钟后再去测量血压，活动后立即测血压会使血压读数虚高。或者到医院时太紧张，也都会使测出来的血压有些失常，所以医生会建议先休息 10 多分钟，等放松下来后再测量。而且在测量前半个小时，不要进食，不要憋尿等。

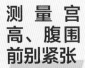

听胎心前要放松心情

孕妈妈生气是会使胎儿心跳加速，这会干扰医生的诊断。所以，听胎心前，孕妈妈需要保持良好的心态和轻松的心情，避免大喜大悲、情绪波动。

测量宫高、腹围前别紧张

测量腹围时取立位，测量宫高一般是仰躺，这两项检查都没有疼痛感，孕妈妈不必紧张，保持平稳的呼吸即可，以免影响检测结果，造成不必要的担忧。

内诊出血别惊慌

怀孕后通常要进行 1 ~ 2 次阴道内诊。在内诊检查中，出现出血的情况并不少见，一般情况并不严重，一两天就会停止，也不会增加流产的机率。孕妈妈遇到这样的状况不要过于担心，正常的妊娠绝不会因阴道内诊而流产的。如果出血过多，要及时就诊。

分娩方式要听取医生建议

在孕晚期，B超检查会为分娩方式提供依据，临近分娩时，孕妈妈可以听取医生结合最后一次的B超和之前的检查综合考虑后给出的建议，共同商讨以何种方式分娩。如果医生说孕妈妈顺产条件不错，孕妈妈就应该尽量选择顺产分娩，如果怕痛，可以咨询医生该医院是否有无痛分娩。如果不符合顺产条件，可以咨询是否可以由孕期产检的医生来做剖宫产手术，因为产检医生对孕妈妈的情况比较了解，孕妈妈也对产检医生相对熟悉，孕妈妈会放心一些，少一点紧张感。另外，一些住院、入院的相关事项也要问清楚，哪些证件需要带上、需要办理哪些流程，紧急情况如何处理等都要咨询医生，避免突发状况的发生而慌乱。

不可忽视产后检查

在新妈妈出院时，医护人员往往一再叮嘱：产后42天务必到医院做一次全面的母婴健康检查。这一点新妈妈一定要重视，不能以为出了月子就万事大吉。殊不知产后康复不佳极可能拖垮新妈妈的健康。

经历了妊娠分娩的新妈妈，经过一个月的休养，身体状况已经逐渐恢复到接近孕前。但也不排除产后各脏器、伤口康复不佳的情况，尤其是曾患有妊娠并发症的新妈妈，产后更应该密切观察这些疾病的变化。一般情况下，除了乳腺器官外，新妈妈的机体在产后6周左右，即产后42天，都会逐渐恢复至孕前的状态，此时正是去医院检查的好时机。同时，中式月子主张"足不出户"。在月子结束后，新妈妈带宝宝到医院做一次全面的健康检查为宜，以评估新妈妈的康复情况和宝宝的生长发育和喂养状况。当然也不是必需限定在第42天去，一般认为，42~56天都行。

No.6　避开做产检的雷区

不是所有的检查都适合孕妈妈，在怀孕期间要合理安排产检，避开产检的雷区，以免影响自身健康和损害腹中胎儿。

孕期尽量不要做放射性检查

放射线包括 α、β、X、γ 射线以及电子、中子等粒子的放射线。放射线对胎儿是有诸多危害的，不仅会使胚胎细胞基因突变或染色体发生异常，造成胎儿死亡或胎儿畸形，有的还会造成新生儿造血系统障碍和神经系统缺陷。所以，在怀孕期间尽量不要做放射性检查。常见的放射性检查包括：

X 线检查：X 线属于一种电磁波，因其波长短、能量高，若不在严格控制下使用，将会对人体产生损伤，其损伤程度与放射设备、放射时间、放射剂量、射线与人体的作用方式、外界环境、个体差异等因素有关。但因胎儿对放射线高度敏感，即使是明显低于正常人可以耐受的放射剂量，也会造成胎儿的损害。若确实需要进行放射检查，则应严格控制放射次数，并严格控制检查范围，孕妈妈身体的其余部分，尤其是胚胎或胎儿等敏感部位，均应该进行有效遮挡。

CT 检查：CT 是利用电子计算技术和横断层投照方式，将 X 线穿透人体的每个轴层组织，它具有很高的密度分辨力，比普通的 X 线强 100 倍。因此，做一次 CT 检查受到的 X 线照射量比 X 线检查大很多，对人体的危害也大得多。孕妈妈做CT 检查会产生严重的不良后果，如果不是病情需要，孕妈妈尽量不要做 CT 检查。如果必须要做 CT 检查，应在孕妈妈的腹部放置防 X 线的装置，以避免和减少胎儿畸形的发生。

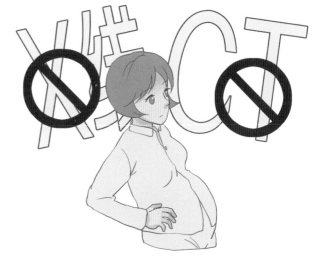

孕期检查不宜过于频繁

孕期检查很有必要，可是产检次数太多也不好。产检次数太多，反复强调胎儿健康，反而容易导致孕妈妈产前焦虑，给胎儿的健康造成不必要的影响。抽血检查安排如果次数过多，容易造成自身贫血，还会因为自身血红蛋白低，氧摄入氧减少，造成胎儿慢性缺氧，引起胎儿发育迟缓、早产、死胎，并可引起新生儿贫血。这种宝宝面色苍白，全身各器官的生长发育较差，智力不及正常宝宝，反应迟缓。所以，产检也应适时适度，在医生的指导下合理安排。

孕期需控制 B 超检查

一般而言，B 超检查对于胎儿是安全的，可以诊断妊娠，观察胎儿生长发育情况和胎盘情况。但 B 超检测过于频繁并不妥当。孕 2 月是胎儿神经系统发育的关键期，此时的神经细胞易受外界影响，而 B 超的超声波产生的"击鼓"效应，会使神经细胞随之震动，进而对大脑或多或少造成影响。所以，孕妈妈在孕期尽量控制好做 B 超的时间和次数，尤其是在比较敏感的孕早期。通常情况下，整个孕期的 B 超应不超过 5 次，此外，还需要注意进行 B 超检查时长。

研究表明，当 B 超照射超过 10 分钟，可以看到胚胎中的某些物质发生变化，如胚胎绒毛被称为"体内垃圾"的丙二醛含量增多，而"体内垃圾"清除剂——超氧化物歧化酶却呈下降趋势，说明 B 超有不安全因素。不过，这一副作用只有在孕早期 6 ~ 8 周，或检查持续时间超过 5 分钟以上才会产生。所以孕妈妈在孕早期做 B 超检查时，医生会将时间限制在 5 分钟之内，而孕四五个月以后接受超声波检查，就不易对胎儿产生不良影响了。

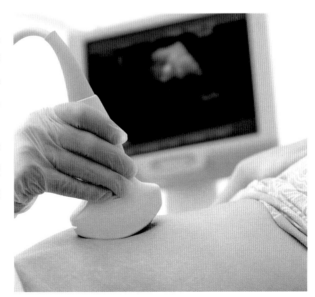

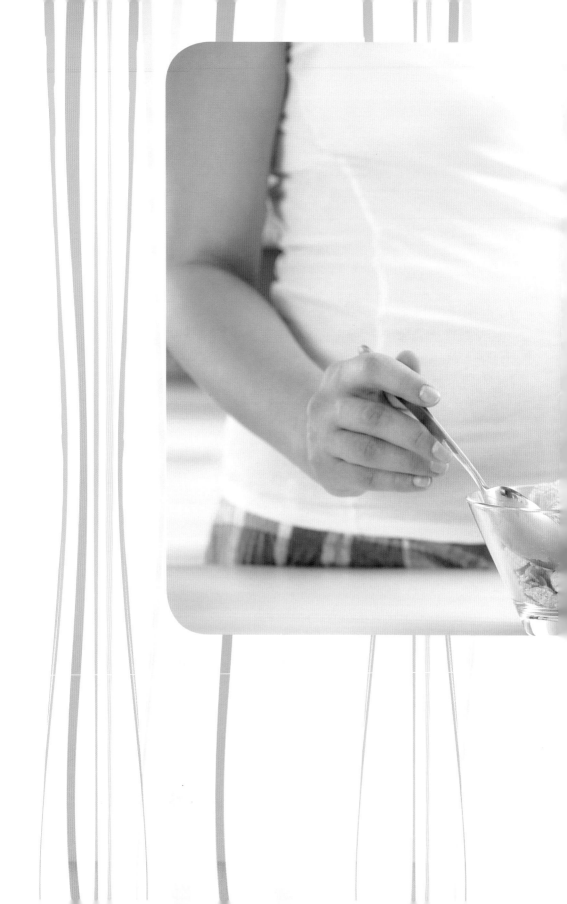

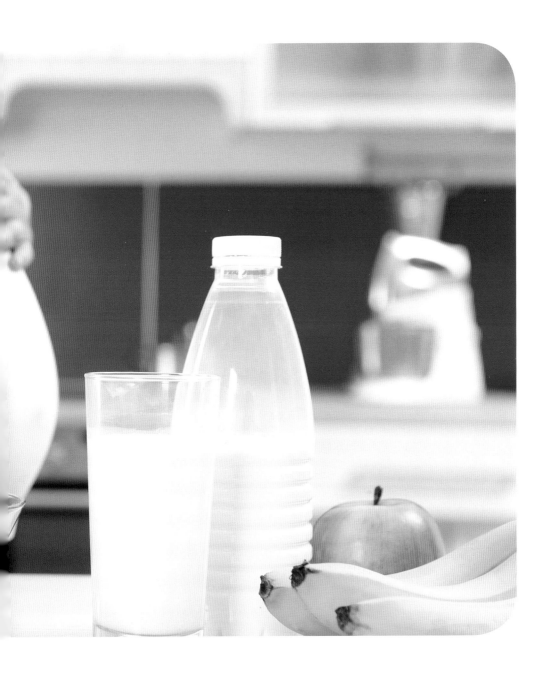

Chapter 2 饮食营养篇

怀孕之后，"食"关重大。要想生出聪明健康的宝宝，自然少不了营养素的补充。对于孕妈妈来说，不仅要吃得好，更要吃得对。为此，我们特别总结了孕期养胎的黄金营养素、饮食宜忌、四季饮食要点等内容，还列举了营养菜例，给孕妈妈参考。

孕期要养胎，自然少不了饮食营养的补充。了解以下黄金营养素和明星食材，可以帮助怀孕的你有针对性地摄取自身和胎儿生长发育所需的营养。

碳水化合物

碳水化合物能帮助孕妈妈维持脑细胞的正常功能，保证胎儿的健康发育。孕早期每天至少摄入150克碳水化合物，孕中期 400 ~ 500 克，孕晚期 400 克。

明星食材：小米、燕麦、西瓜、大米

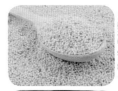
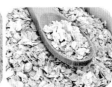
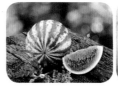
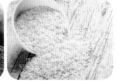

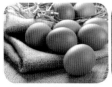
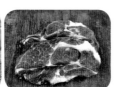
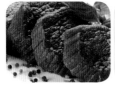
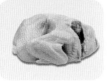

蛋白质

蛋白质对于修补孕妈妈的机体组织、维持身体正常代谢具有重要作用，如果缺乏，容易导致流产。孕早中期每天补充蛋白质 80 ~ 85 克，孕晚期蛋白质的每日补给量上升到 85 ~ 100 克。

明星食材：鸡蛋、猪肉、牛肉、鸡肉

脂肪

脂肪是构成人体组织的重要营养物质，如果缺乏脂肪，不利于胎儿生长，孕妈妈也可能会患上脂溶性维生素缺乏症。建议孕期每天摄入 60 克。

明星食材：花生、植物油、肉、蛋黄

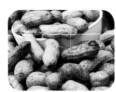
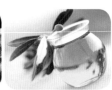
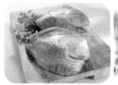
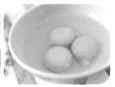

维生素 A

维生素 A 有维护细胞功能的作用，可以保证皮肤、骨骼、牙齿、毛发等的健康生长，同时还具有维护胚胎正常发育，防止器官畸形等作用。孕期每天摄入 1.2 毫克为宜。

🍅 明星食材：胡萝卜、鱼肝油、芒果、上海青

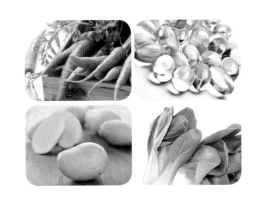

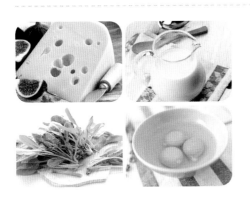

B 族维生素

B 族维生素有很多，其中，维生素 B_1 可以促进消化，维生素 B_2 能缓解孕吐，维生素 B_6 可预防孕期水肿，维生素 B_{12} 能帮助孕妈妈远离贫血。不同的维生素摄取量有所不同。

🍅 明星食材：奶酪、牛奶、菠菜、蛋黄

维生素 C

维生素 C 能抗氧化，增强孕妈妈机体抗病能力，还能美容养颜，减少妊娠纹和妊娠斑的产生。对于胎儿来说，则能提高其脑功能的敏锐性。孕期每天摄入 90 ~ 120 毫克为宜。

🍅 明星食材：柑橘、西红柿、猕猴桃、草莓

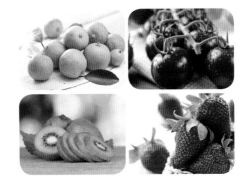

维生素 E

维生素 E 能改善血液循环、修复组织、延缓衰老、保护视力等，对于孕妈妈来说，其还具有良好的保胎安胎功效，能有效预防流产。建议孕期每天摄入 15 ~ 25 毫克。

🍅 明星食材：芝麻、黄豆、糙米、花生

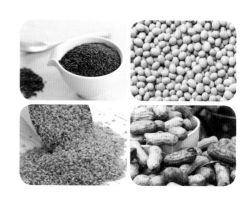

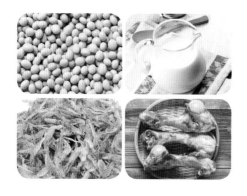

钙

钙是构成人体骨骼和牙齿硬组织的主要元素，还能防止孕妈妈孕期小腿抽筋、肌肉酸痛等。孕前及孕早期建议每天补充钙元素 800 毫克，孕中期增加到 1000 毫克，孕晚期应补充 1500 毫克。

🍅 明星食材：黄豆、牛奶、虾皮、猪骨

铁

铁是构成血红蛋白和肌红蛋白的原料，负责血液中氧的运输和储存。怀孕后孕妈妈体内对铁的需求大大增加，如果摄取不足，就可能导致贫血。在怀孕早期建议孕妈妈每天摄入 15 ~ 20 毫克的铁，孕晚期增加到 20 ~ 30 毫克。

🍅 明星食材：菠菜、瘦肉、动物肝脏、蛋黄

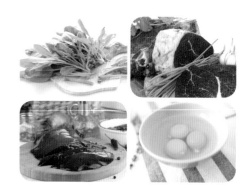

锌

锌与蛋白质的合成、细胞生长及分裂有密切的关系，孕妈妈缺锌会使自身的免疫力降低，食欲减退，并影响胎儿心脏、脑、甲状腺等器官的发育。每天摄入 20 毫克为宜。

🍅 明星食材：黄豆、银耳、白菜、猪肉

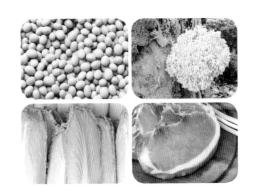

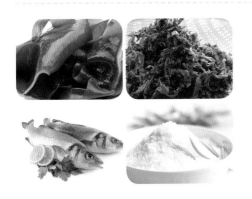

碘

碘是人体必需的微量元素之一，能调节蛋白质的合成和分解，促进脂肪代谢，还能通过合成甲状腺素来维护中枢神经系统的正常结构。建议孕期每天补充 17.5 毫克。

🍅 明星食材：海带、紫菜、海鱼、碘盐

叶酸

叶酸是构成红血球的成分之一，对于促进早期胚胎的正常发育有重要的作用，可有效预防胎儿神经管畸形，同时它也是一种抗癌维生素。孕前 3 个月到孕早期的 3 个月内每天补充 0.4 毫克左右叶酸为宜。

🍅 明星食材：鸡蛋、动物肝肾、豆类、绿叶蔬菜

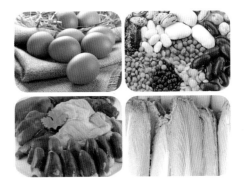

No.8　孕期养胎这样吃

孕期养胎，需把握饮食的原则是只有吃得对、吃得好，才能为胎儿的生长发育提供充足的营养，避免自身多种孕期不适和疾病。

均衡膳食，让营养更全面

从怀孕开始，孕妈妈就应养成良好的饮食习惯，保证膳食均衡，从而让营养更全面，为胎儿的生长发育创造良好的营养环境。建议孕妈妈每天按照如下几类食材安排自己的饮食：

- 主食（米、面或其他杂粮）
- 有色蔬菜（红、黄、绿色）
- 水果
- 肉类
- 蛋类
- 奶类
- 豆制品
- 坚果

根据自身的体质状况安排饮食

在整个孕期，根据自身的体质状况安排适合自己的饮食，是科学养胎的关键。如果孕妈妈在孕前的营养状况良好，体质也好，一般无须过多加强营养，反之，如果孕前营养状况欠佳，体质又较弱，就应及早改善营养状况。

宜做好食物搭配

养胎的营养素和食材有很多，孕妈妈在孕期不仅要注重摄取多种多样的食物，更要做好食物搭配，包括粗细、软硬、荤素搭配，以及维持食物酸碱平衡。

例如，不仅要摄入精细米、面，也要适量食用粗粮；肉类和蔬菜每天都要吃；肉类、鱼类、蛋类等食物属于酸性食物，蔬菜、水果等属于碱性食物，两大类食物应合理摄取等。

少量多餐是孕期黄金饮食原则

所谓少量多餐，即减少每餐进食量，增加每天进食的次数，一天可达 5 ~ 6 餐。这是适合整个孕期的黄金饮食原则：在孕早期，采用少量多餐的饮食原则，吃些易消化和吸收的食物，能帮助孕妈妈缓解孕吐；在孕中期，随着胎儿生长发育速度的加快，少量多餐能及时补充胎儿所需的营养，又不至于让孕妈妈过于肥胖；到了孕晚期，很多孕妈妈会出现胃灼热，此时同样可以用少量多餐的饮食方法，减少胃酸反流，缓解胃部不适。

孕期饮食宜清淡、易消化

怀孕之后，孕妈妈的饮食应尽量清淡、易消化，并保证充足的营养，尤其是在孕早期，大多数孕妈妈都会出现不同程度的妊娠反应，伴随恶心、呕吐等胃部不适，没有什么食欲，如果饮食过于重口味，不但不利于缓解孕吐，还会加重胃肠的负担，影响早期的安胎和自身的健康。

孕期一日三餐的注意事项

孕期的一日三餐，讲究定点、定时和定量，在坚持做到这三点的前提下，适度摄取一些有营养的零食，能帮助你度过健康舒适的孕期。

定点：要养成定点吃饭的习惯，理想的进餐时间为早餐 7 ~ 8 点，午餐 12 点，晚餐 18 ~ 19 点。

定时：所谓定时，是指每次吃饭的用时基本固定，以 30 ~ 60 分钟为宜。

定量：这里的定量指的是一日三餐每一餐都要吃，不宜被忽略或合并，尤其是早餐，且每餐所进食的量呈倒金字塔型，即早餐丰富、午餐适中、晚餐少量。

令孕妈妈心情好的食物推荐

孕期大多数孕妈妈都存在不同程度的情绪波动，有时候难免会心情不好，此时可以多吃一些能带给你好心情的食物。

全麦面包：含有的硒能改善情绪，防止抑郁。

香蕉：所含的色氨酸和血清素能让人的心情更快乐。

豆类及其制品：含有优质蛋白和氨基酸，能增强脑血管的机能，使人身心舒畅。

怎样吃让宝宝皮肤、发质更好

每一个孕妈妈都希望自己的宝宝将来长得更漂亮，其实，无论是宝宝的好皮肤还是良好的发质，都可以在孕期通过饮食实现。究竟怎样吃才能让宝宝皮肤、发质更好呢？

○ **多吃蔬果，摄取维生素C** 大部分蔬菜和水果都富含维生素C，维生素C能干扰人体皮肤中黑色素的合成，从而减少黑色素沉淀，使宝宝的皮肤更加白皙。因此，孕妈妈平时要多吃新鲜的蔬果，如苹果、草莓、洋葱、橙子等。

○ **预防皮肤粗糙，多吃维生素A** 维生素A可以帮助保护胎儿皮肤的上皮细胞，使其皮肤细腻有光泽。因此，孕妈妈在孕期可以多吃些富含维生素A的食物，如动物肝脏、胡萝卜、牛奶、蛋黄等。

○ **养发护发，多吃坚果** 核桃、松子等坚果中富含多种矿物质，对胎儿的头发生长十分有益，能预防头发枯黄、脱落等，但注意一次不能摄取过多。另外，黑芝麻一直是被公认的养发佳品，孕期也可以重点摄取一些。

孕期吃零食的安排

时间	零食种类	食用小叮咛
8:30 ～ 9:30	麦片、奶茶	麦片应选择低糖的，在冲泡时可以加入适量牛奶，既能改善口感，又保证了充足的营养
9:30 ～ 10:30	苏打饼干	饼干一般分为酥性饼干和苏打饼干，后者含有的油脂相对较少，不会增加孕妈妈的胃肠负担
12:30 ～ 13:00	酸梅汤	建议在餐后半小时喝酸梅汤，有助于消化
14:00 ～ 14:30	水果或鲜榨果汁	水果一定要洗干净，必要时用盐水浸泡，另外，宜选择当季水果
15:00 ～ 16:00	果干或坚果	选择脱水型果干

No.9　避开饮食"红灯区"

怀孕之后，生活的方方面面都要多加注意了，饮食也是一样。孕妈妈有必要了解一下孕期的饮食误区和禁忌等，避开以下饮食红灯区，可以让你的整个孕期更加安全、舒适。

补充叶酸并非越多越好

叶酸是一种水溶性 B 族维生素，是孕期养胎的黄金营养素之一。虽然它对于维持胚胎的正常发育发挥着至关重要的作用，但补充叶酸并非越多越好。一般来说，孕期每日摄入 0.4 毫克叶酸即可，一旦过量，可能会产生副作用，如影响锌的吸收、诱发惊厥和妊娠高血压等孕期并发症，有的孕妈妈还会出现厌食、恶心、腹胀等胃肠道不适，甚至出现尿色加深。

吃动物肝脏每周不宜超过 2 次

动物肝脏富含蛋白质、维生素 A、铁、磷、卵磷脂等多种营养素，孕期适量食用，能补充胚胎发育和孕妈妈自身所需的营养。但是，孕妈妈需知道，动物肝脏是动物体内主要的排毒器官，其胆固醇含量较高（每 100 克中约含有 40 毫克），作为代谢器官，含有一定的毒性物质。因此，不宜食用过多，建议每周不要超过 2 次，另外，在烹制肝脏之前，要充分浸泡冲洗干净，尽量减少毒素。

警惕食物搭配的禁忌

日常生活中，我们总是需要把各种各样的食物搭配而食，有的是为了满足不同的口感，有的是为了达到更好的营养效果，还有的是为了成菜的美观等。但是并不是所有的食物都可以搭配食用的，如果搭配不当，反而会引起身体的不适，严重的甚至会导致中毒，孕妈妈更应注意，知晓食物搭配的禁忌。

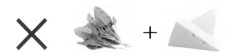

菠菜含有钙质，乳酪所含的化学成分会影响钙的消化吸收。

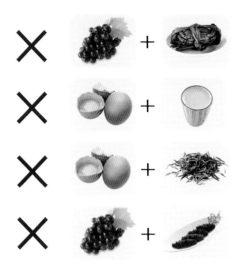

葡萄中含有鞣酸。会与蟹肉中的蛋白质结合，形成不易消化的物质。

蛋清中的黏性蛋白和豆浆中的胰蛋白酶结合，会降低人体内蛋白质的吸收率。

鸡蛋中的铁元素与茶叶中的生物碱、酸性物质结合后对胃有刺激作用。

吃海鲜的同时吃些葡萄、山楂、柿子等水果，会引起腹胀、腹泻、呕吐等。

少喝饮料多喝水

市售的饮料含有较多的色素或糖精等食品添加剂，孕妈妈应尽量少喝或不喝。如果想喝果汁，可自己在家用新鲜水果现榨现喝。

另外，孕期每天都要保证充足的水分供应，养成定时定量喝水的好习惯，早起后可以喝一杯淡盐水，有助于缓解便秘，排出毒素。

少吃冷饮勿贪凉

孕期，孕妈妈的肠胃功能会有所减弱，过量食用冷饮会刺激胃肠器官，使血管急剧收缩而出现腹痛、腹泻等症状。另外，处于母体子宫中的胎儿对冷的刺激也是非常敏感的，如果孕妈妈过度贪凉，胎儿会变得躁动不安，不利于生长。

罐头食品要少吃

和市售的饮料一样，罐头食品在其制作过程中也会加入一定量的添加剂，如人工合成色素、香精、防腐剂等，这些东西都是对人的身体健康不利，对于孕妈妈而言，也会伤及腹中的胎儿。而且，罐头食品的营养价值并不高，经过高温处理后，食物中的营养成分遭到了一定程度的破坏，还是少吃为好。

远离烟、酒、茶和咖啡

严格来说，从备孕期开始，孕妈妈和准爸爸就应远离烟酒茶和咖啡了，尤其是孕妈妈。因为香烟中的尼古丁等有害物质会导致血管收缩，引起细胞突变等，酒中含有的酒精、茶叶和咖啡中含有的咖啡因等物质也会影响受精卵的质量，导致胎儿畸形或智力低下。

一年四季，每个季节都有人怀孕或分娩。孕妈妈在不同的季节养胎，有不同的饮食侧重点，一起来了解下吧！

春季助阳忌大补

万物生长，阳气初生，春天是一个充满生机的季节，体内的精、气、神也在此时复苏。中医认为："当春之时，食味宜减酸益甘，以养脾气，饮酒不可过多，米面团饼不可多食，致伤脾胃，难以消化。"

总的来说，春季养胎的饮食重点在于养阳，在饮食上要选择一些能助阳的食品，并做到清淡饮食，建议孕妈妈多吃些洋葱、魔芋、大头菜、芥菜等蔬菜。另外，春季养胎忌大补，而应遵循平补、清补的饮食原则。

秋天补身好滋润

秋天气温凉爽，天气干燥，孕妈妈在饮食的调理上，要减辛以平肺气，即少吃辛味的食物，如辣椒、生葱等，增酸以助肝气，以防肝气郁结。同时，秋季应多吃温食，颐养胃气。可以选择芝麻、糯米、蜂蜜、葡萄、菠萝、甘蔗、银耳、百合、莲子、柿子、香蕉、燕窝等食物，润燥补身，滋润身心。

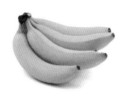

夏季吃酸有讲究

夏季暑热多雨，孕妈妈的食欲会有所下降，消化力也随之减弱，因此，在膳食安排上，宜少食辛甘燥烈食物，以免过分伤阴，也不能吃得过于油腻。

对于孕妈妈来说，在夏季可以食用适量酸味食物，如柠檬、乌梅、西红柿等，有助于促进食欲、健胃消食，同时能敛汗止泻祛湿，预防因天气炎热流汗过多导致的耗气伤阴，并起到生津止渴之效。

冬日静养不贪凉

在冬季，由于人体散热多，孕妈妈应当比其他季节更注重摄取营养，以温补为原则，主张静养，切不可多吃寒凉食物，以免伤害脾胃之阳。另外，如果是冬季特别怕冷的孕妈妈，可以多补充些根块和根茎类蔬菜，如胡萝卜、莴笋、薯类等，它们的矿物质含量和热量较高，能温暖身心。

No.11　用饮食赶走孕期不适、疾病

怀胎 10 个月，在这并不短暂的孕程中，难免会有些孕期不适，甚至是并发症，此时，除了就医，其实孕妈妈还可以通过日常饮食调养和改善。

孕早期缓解孕吐这样吃

大多数孕妈妈在孕早期都会发生不同程度的妊娠反应，当发生孕吐时，可以采用以下饮食方法来缓解：

○ 选择喜欢的食物，少食多餐

孕吐期间，孕妈妈应选择简单的、自己喜欢吃的食物，尽量减少每次进食的量，以免消化不良。

○ 吃点苏打饼干

苏打饼干能中和孕妈妈的胃酸，减轻胃反酸程度和次数，有效抑制孕吐。

○ 用姜缓解孕吐

将生姜片含在口中，或在水中加入适量鲜姜汁，均可缓解恶心的症状。

○ 清淡饮食

孕吐较为严重时，饮食应以富含营养、清淡可口、容易消化为原则，避免吃过于油腻和刺激的食物，以免加重早孕反应。

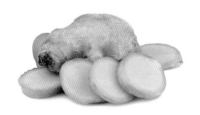

防治孕期水肿的饮食法

孕期发生水肿，是很多孕妈妈都会有的现象，有的仅发生在下肢部位，有的甚至会遍布周身。防治孕期水肿，可以从饮食上做起。

○ 进食优质蛋白

孕妈妈每天要保证充足的蛋白质摄入，防治因营养不良而导致的水肿。

○ 多吃含铁食物

铁是防治孕妈妈贫血的重要营养素，多吃含铁食物，能改善孕期因贫血而导致的生理性水肿。

○ 进食新鲜蔬果

蔬菜和水果中维生素和微量元素丰富，有解毒利尿之效，能减轻水肿。

○ 控制对水分的摄入

水肿较为严重的孕妈妈，应适当地控制对水分的摄入。

○ 不吃过咸的食物

饮食应清淡，避免食用高盐、加工、腌制食物，以免加重水肿情况。

○ 少吃难以消化的食物

油炸的糯米糕、甘薯、洋葱、土豆等食物，容易引起腹胀，使血液回流不畅，加重水肿。

少吃盐，预防高血压

孕期过多地摄入盐分，会使心脏和肾脏的负担加重，容易引发妊娠高血压等并发症。因此，为了预防高血压，孕妈妈应少吃盐。

正常人每天可摄入的盐分中，1/3 由主食提供，1/3 来自烹调用盐，1/3 来自其他食物。因此，除了减少直接摄入的盐分，孕妈妈还应少食用盐腌制的咸食，如咸菜、腊肉、咸鱼等。就整个孕期而言，孕妈妈在孕早期和孕中期每天可以摄入 6 克以内的盐，到了孕晚期，由于胎儿的增大，肾炎、水肿等孕期不适频发，建议每天吃 2～4 克盐。

控制饮食，别做糖妈妈

除了妊娠期高血压，糖尿病也是常见的孕期并发症之一。所谓病从口入，要想远离糖尿病，还得从饮食做起。

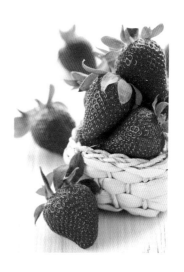

建议孕妈妈在孕期选择升糖指数低、膳食纤维含量高、清淡易消化的食物，可以多吃蔬菜如黄瓜、西红柿、白菜、芹菜等；水果如柚子、猕猴桃、草莓、青苹果等；蛋白选择优质蛋白，如瘦肉、牛奶、鱼类等；主食搭配一些粗粮，如玉米面、荞麦面、燕麦面等。

另外，妊娠期糖尿孕妈妈可以采取少吃多餐的食疗法，能有效控制糖分的摄入。

补充膳食纤维，减少便秘

孕期便秘，往往让孕妈妈苦不堪言，也会影响胎儿的健康发育。在饮食上，孕妈妈可以通过摄取足量的膳食纤维来促进肠道蠕动，减少便秘的发生。

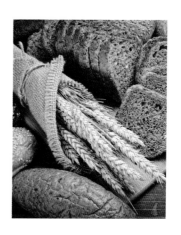

全麦面包、芹菜、胡萝卜、红薯、土豆、豆芽、花菜以及新鲜水果都含有丰富的膳食纤维，平时生活中可以重点摄入。

除了食物，饮水也是有学问的。孕妈妈每天早上起床后可以喝一杯温开水或蜂蜜水，清洁肠道，排出毒素。

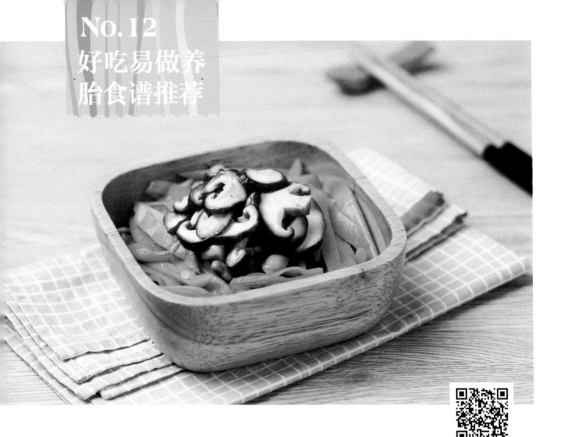

香菇拌扁豆

原料

鲜香菇60克,扁豆100克

调料

盐、鸡粉各4克,芝麻油4毫升,白醋、食用油各适量

做法

1. 锅中注水烧开,加入盐、食用油,放入洗净的扁豆,搅匀,煮半分钟。

2. 把焯好的扁豆捞出,沥干水分,放凉,切长条装碗,加入适量盐、鸡粉、白醋、芝麻油,拌匀。

3. 将洗净的香菇倒入沸水锅中,搅匀,煮半分钟,捞出放凉,切条装碗,加入适量盐、鸡粉、芝麻油,拌匀。

4. 将拌好的扁豆装入备好的盘中,再放上香菇即可。

TiPS

孕期食用本品,清淡有营养,保健功效多,中医认为,扁豆有调和脏腑、安养精神、益气健脾、消暑化湿和利水消肿的功效。

凉拌芦笋

原料

芦笋250克，红椒15克，蒜末少许

调料

盐3克，生抽6毫升，鸡粉、芝麻油、食用油各适量

做法

1. 将洗净的芦笋去皮，切长段；洗净的红椒去籽，切成小块。
2. 锅中注水烧开，加入食用油，倒入芦笋和红椒，煮熟后捞出。
3. 取一个干净的大碗，倒入芦笋和红椒、蒜末。
4. 加入鸡粉、盐、生抽，淋入少许芝麻油。
5. 拌匀调味，盛入盘中即可。

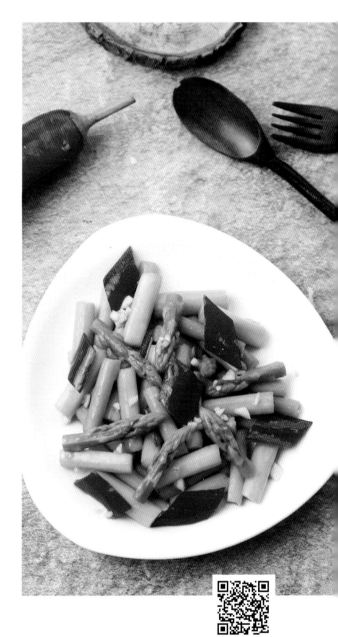

扫扫二维码
同步学做菜

TiPS

芦笋富含叶酸，常食能起到补充叶酸的作用，是孕妈妈补充叶酸的重要来源，还具有防止癌细胞扩散的作用。

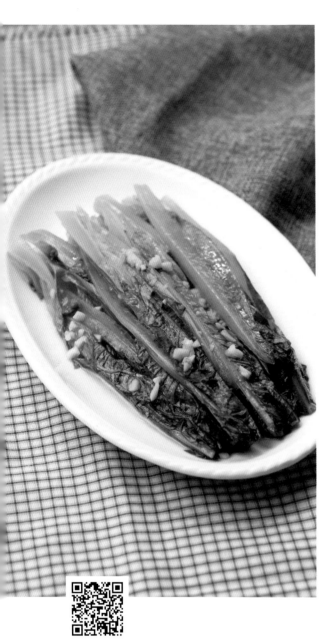

蒜蓉油麦菜

原料 ....

油麦菜220克，蒜末少许

调料 ....

盐、鸡粉各2克，食用油
适量

做法 ....

1 洗净的油麦菜由菜梗处切
   开，改切条形，备用。

2 用油起锅，倒入备好的蒜
   末，爆香。

3 放入油麦菜，用大火快炒，
   注入少许清水，炒匀。

4 加入少许盐、鸡粉，翻炒至
   食材入味。

5 关火后盛出炒好的菜肴，装
   入盘中即可。

扫扫二维码
同步学做菜

油麦菜含有蛋白质、莴苣素、甘露醇
及多种维生素，具有促进血液循环、
安神助眠、消除多余脂肪等功效，可
以帮助孕妈妈达到养胎瘦孕之效。

蜂蜜蒸木耳

原料

水发木耳15克，枸杞少许

调料

红糖、蜂蜜各少许

做法

1. 取一个碗，倒入洗好的木耳。
2. 加入少许蜂蜜、红糖，搅拌均匀，倒入蒸盘，备用。
3. 蒸锅上火烧开，放入蒸盘。
4. 盖上锅盖，用大火蒸20分钟至其熟透。
5. 关火后揭开锅盖，将蒸好的木耳取出。
6. 撒上少许枸杞点缀即可。

蜂蜜是孕期好食物，孕期可以适量食用本品，不仅能补充营养，还可改善睡眠、保护肝脏、美容养颜等。

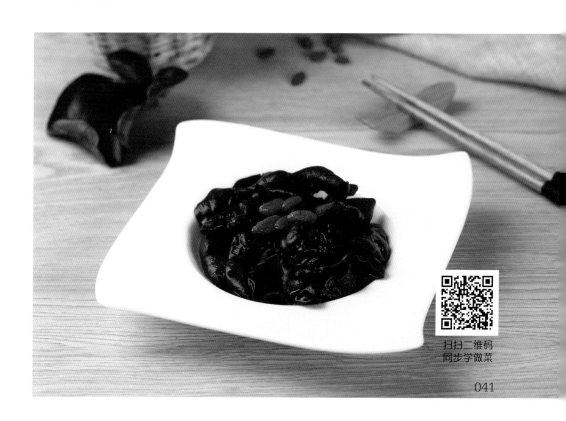

扫扫二维码
同步学做菜

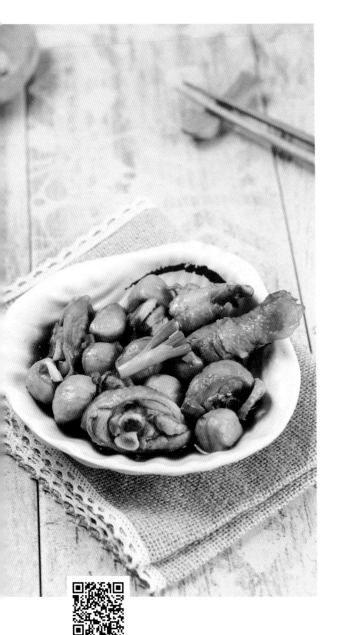

板栗蒸鸡

原料

鸡肉块130克，板栗肉
80克，葱段8克，姜片4
克，葱花3克

调料

盐2克，白糖3克，老抽2
毫升，生抽6毫升，料酒
8毫升

做法

1　将洗净的板栗肉对半切开。

2　把鸡肉装入碗中，倒入料
　酒、生抽、姜片、葱段、
　盐、老抽。

3　撒上白糖，拌匀，至糖分溶
　化，腌渍一会儿，加入板
　栗，拌匀。

4　转到蒸盘中，摆好形状。

5　备好电蒸锅，烧开水后放入
　蒸盘。

6　盖上盖，蒸约30分钟，至食
　材熟透。

7　断电后揭盖，取出蒸盘，趁
　热撒上葱花即可。

扫扫二维码
同步学做菜

TiPS

板栗老幼皆宜，在孕期食用具有养
胃、健脾、补肾、养颜等功效，搭配
优质蛋白丰富的鸡肉一起蒸，营养丰
富又易于消化。

粉蒸排骨

原料

排骨600克，姜片、蒜末、葱花各少许

调料

蒸肉粉20克，鸡粉2克，食用油适量

做法

1 将洗净的排骨斩块，装入碗中，再放入少许姜片、蒜末。

2 加入适量蒸肉粉、鸡粉，倒入少许食用油，拌匀，装入盘中。

3 把装有排骨的盘放入蒸锅，盖上盖，小火蒸约20分钟。

4 揭盖，把蒸好的排骨取出。

5 撒上葱花，浇上少许熟油即可。

TiPS

猪骨含有蛋白质、脂肪、骨黏蛋白等成分，有补脾气、润肠胃、生津液、丰机体、补中益气、养血健骨等多重孕期保健功效。

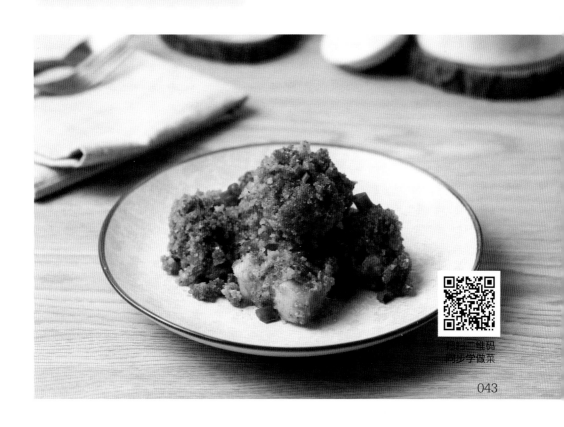

扫码三维码
同步学做菜

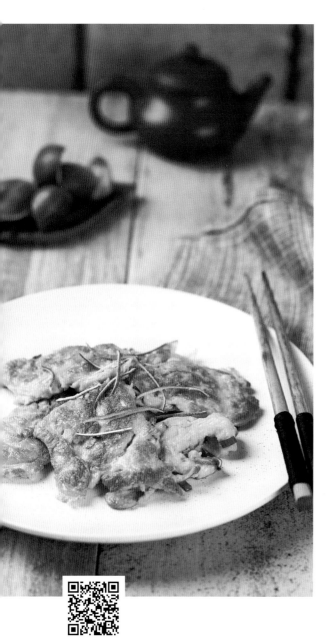

陈皮炒鸡蛋

原料
鸡蛋3个，水发陈皮5克，姜汁100毫升，葱花少许

调料
盐3克，水淀粉、食用油各适量

做法

1. 洗好的陈皮切丝。
2. 取一个碗，打入鸡蛋，加入陈皮丝、盐、姜汁，搅散。
3. 倒入水淀粉，拌匀，待用。
4. 用油起锅，倒入蛋液，炒至鸡蛋成形。
5. 撒上葱花，略炒片刻，关火后盛出，装入盘中即可。

扫扫二维码
同步学做菜

鸡蛋是怀孕之后经常食用的滋补食品之一，本品搭配陈皮，能帮助孕妈妈益智健脑、延缓衰老、保护肝脏等。

鸡汤豆腐串

原料

豆腐皮150克，鸡汤500
毫升，香葱35克，香菜
30克，姜片少许

调料

盐1克，鸡粉、胡椒粉各
2克，芝麻油5毫升，食
用油适量

豆腐皮易消化、吸收快，是一种
妇、幼、老、弱皆宜的食用佳
品，孕妈妈适量食用，能减少孕
期发生心脑血管疾病的概率。

做法

1 将洗净的豆腐皮边缘修整齐，切成正方形；洗净的香葱切段。

2 往豆腐皮上放入葱段、香菜，卷起，用牙签固定形状，装盘待用。

3 热锅注油，放入豆腐串，煎约2分钟至表皮微黄。

4 倒入姜片，注入鸡汤，加入盐、鸡粉、胡椒粉，拌匀。

5 加盖，用小火焖2分钟至熟软入味；揭盖，淋入芝麻油，拌匀。

6 关火后夹出豆腐串，装盘，拔出牙签。

7 将锅中的鲜汤浇在豆腐串上，放上香菜点缀即可。

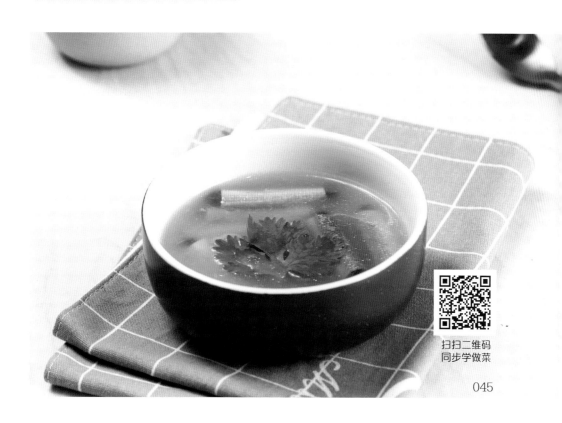

扫扫二维码
同步学做菜

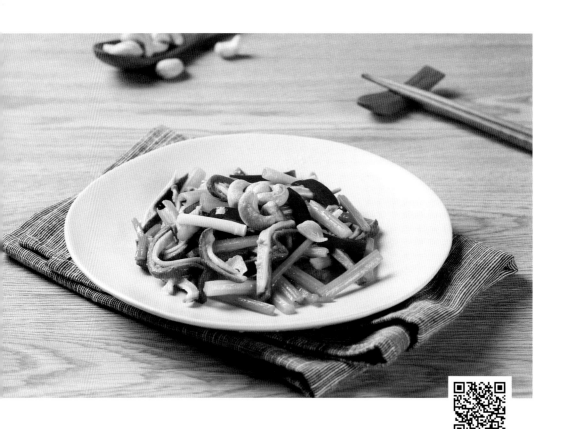

腰果炒猪肚

扫扫二维码
同步学做菜

原料

熟猪肚丝200克，熟腰果150克，芹菜70克，红椒60克，蒜片、葱段各少许

调料

盐2克，鸡粉3克，芝麻油、料酒各5毫升，水淀粉、食用油各适量

猪肚健脾益胃，腰果有利于孕期胎儿的发育，二者搭配成菜，营养价值极高，能增强孕妈妈的抵抗力。

做法

1. 洗净的芹菜切成小段；洗好的红椒切开，去籽，切成条。

2. 用油起锅，倒入适量蒜片、葱段，爆香，放入猪肚丝、料酒，炒匀，注入适量清水。

3. 加入红椒丝、芹菜段、盐、鸡粉，翻炒均匀。

4. 倒入水淀粉、芝麻油，翻炒约2分钟至食材完全入味。

5. 关火后盛出炒好的菜肴，装入盘中，加入熟腰果即可。

猪肝熘丝瓜

原料

丝瓜100克，猪肝150克，红椒25克，姜片、蒜末、葱段各少许

调料

盐3克，鸡粉2克，生抽3毫升，料酒6毫升，水淀粉、食用油各适量

TiPS

猪肝不仅含有丰富的铁，能为孕妈妈补血，还可以改善视力，孕期可以适量食用动物肝脏，但每周不超过2次。

做法

1　洗净去皮的丝瓜切成小块；洗好的红椒切开，去籽，再切成片。

2　洗净的猪肝切片，装碗，加盐、鸡粉、料酒、水淀粉，腌至入味。

3　锅中注水烧开，倒入猪肝片，搅拌匀，煮约1分钟，捞出沥干。

4　用油起锅，爆香姜片、蒜末，倒入余好的猪肝片，翻炒匀。

5　放入丝瓜、红椒，炒匀，加入料酒、生抽、盐、鸡粉，炒至入味。

6　注入适量清水，略煮片刻，倒入水淀粉，撒上葱段，用大火炒香。

7　关火后盛出炒好的菜肴，放在备好的盘中即成。

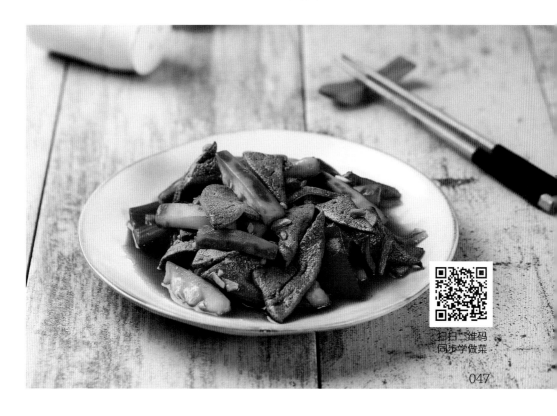

扫扫二维码
同步学做菜

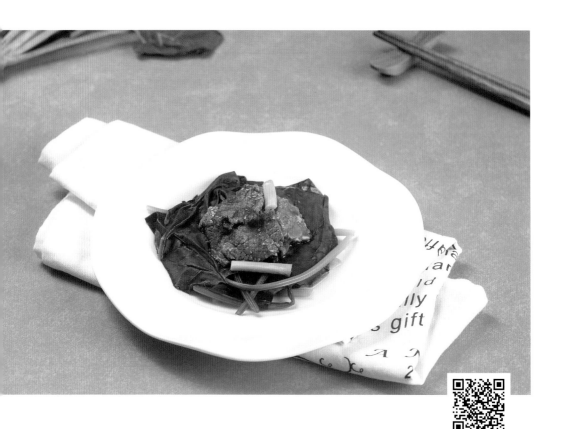

牛肉炒菠菜

扫扫二维码
同步学做菜

原料

牛肉150克，菠菜85克，葱段、蒜末各少许

调料

盐3克，鸡粉少许，料酒4毫升，生抽5毫升，水淀粉、食用油各适量

做法

1. 将洗净的菠菜切长段，洗好的牛肉切薄片，待用。

2. 牛肉片装碗，加盐、鸡粉、料酒、生抽、水淀粉、食用油，腌渍，待用。

3. 用油起锅，放入牛肉，炒匀，至其转色，撒上葱段、蒜末，炒香。

4. 倒入菠菜，炒散，加入少许盐、鸡粉，炒匀炒透。

5. 关火后盛出菜肴，装在盘中即可。

菠菜营养丰富，有补血、洁白皮肤、抗衰老等作用，搭配牛肉一起炒制，能为孕妈妈提供孕期所需的多种营养。

牛奶炖牛肉

原料

牛肉块110克，西芹块40克，鼠尾草碎10克，面粉20克，口蘑片60克，香叶2片，牛奶70毫升

调料

盐、鸡粉各3克，橄榄油适量

牛肉富含蛋白质、铁等营养成分，西芹膳食纤维含量高，可改善孕期便秘，另外，本品还具有平肝清热、镇静安神等功效。

做法

1. 热锅注入橄榄油，倒入西芹块、牛肉块、香叶、口蘑，炒匀。
2. 加入面粉，注入清水，加入盐、鸡粉、牛奶，拌匀入味。
3. 加盖，大火煮开，转小火炖30分钟。
4. 揭盖，将炖好的菜肴盛入碗中。
5. 撒上鼠尾草碎即可。

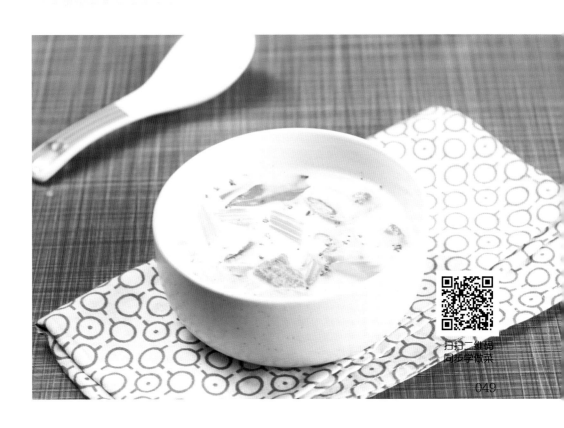

扫扫二维码
同步学做菜

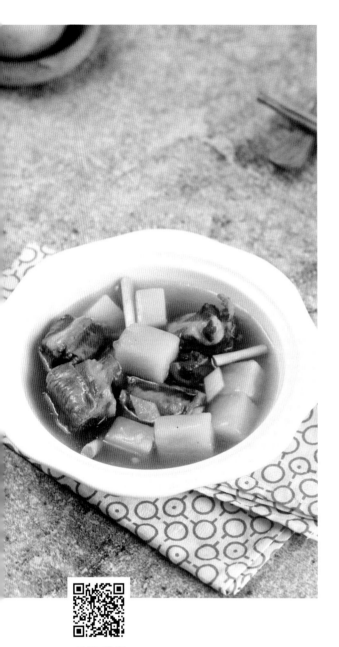

土豆炖排骨

原料 ------------------------------

排骨255克，土豆135克，八角10克，葱段、姜片各少许

调料 ------------------------------

盐、鸡粉各2克，料酒10毫升，生抽4毫升，食用油适量

做法 ------------------------------

1 洗净去皮的土豆切粗条，改切成块。

2 锅中注水烧开，倒入处理好的排骨，汆去血水和杂质，捞出沥干。

3 用油起锅，倒入葱段、姜片、八角，爆香。

4 倒入排骨，淋上料酒，翻炒片刻。

5 倒入土豆块，淋入生抽，炒匀，加入适量的清水。

6 盖上盖，大火煮开后转小火炖煮30分钟。

7 掀开锅盖，加入盐、鸡粉，翻炒调味。

8 关火后将炖好的菜肴盛出，装入盘中即可。

扫扫二维码
同步学做菜

排骨营养丰富，含有蛋白质、脂肪、维生素、磷酸钙、骨胶原、骨黏蛋白等成分，具有滋阴壮阳、益精补血等功效，可为孕妈妈提供丰富的钙质。

香煎柠檬鱼块

原料

草鱼肉300克，柠檬70克，葱花少许

调料

盐2克，白醋3毫升，白糖20克，生抽2毫升，胡椒粉、料酒、鸡粉、水淀粉、食用油各适量

草鱼有暖胃、平肝、祛风、降压及轻度镇咳等功能，是温中补虚的养生食品。孕期常食草鱼可增强体质、延缓衰老。

做法

1. 将洗好的柠檬切成片，洗净的草鱼肉切成块。
2. 把鱼块装碗，加入盐、鸡粉、白糖、生抽、料酒、胡椒粉，腌15分钟至入味。
3. 将柠檬片装碗，加入白醋、白糖，拌匀，静置5分钟，制成柠檬味汁。
4. 锅中注油烧热，放入鱼块，小火煎出焦香味，翻面，煎熟，盛出。
5. 将柠檬味汁倒入锅中，煮沸后加入白糖，煮至溶化，加入水淀粉，制成稠汁。
6. 把柠檬片放在鱼块之间，柠檬汁浇在鱼块上，撒上葱花即可。

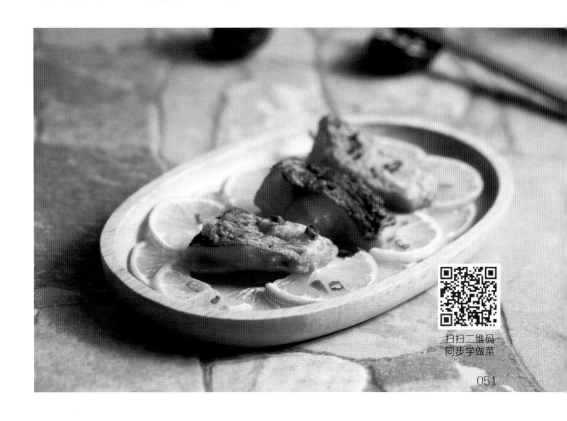

扫扫二维码
同步学做菜

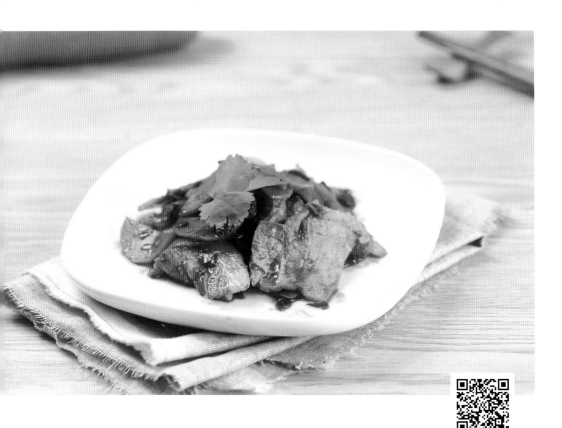

胡萝卜片小炒肉

扫扫二维码
同步学做菜

原料

五花肉300克，去皮胡萝卜190克，蒜苗40克，香菜少许

调料

生抽、料酒各5毫升，白糖、鸡粉各2克，豆瓣酱30克，食用油适量

做法

1. 洗净的五花肉去皮，切薄片；洗好的胡萝卜去皮，切片；洗净的蒜苗切段。

2. 热锅注油，倒入五花肉，煎2分钟至其边缘焦黄，放入豆瓣酱，炒匀。

3. 加入胡萝卜，炒至断生，加入料酒、生抽、鸡粉、白糖、炒匀。

4. 倒入蒜苗，翻炒2分钟至入味，关火后盛出菜肴，放上香菜点缀即可。

胡萝卜是一种质脆味美、营养丰富的家常蔬菜，孕期食用，能为身体补充维生素A，减少孕期眼部不适。

鱼头菠菜炖豆腐

原料

鱼头300克，菠菜100克，豆腐200克，姜片、葱段各少许

调料

盐、鸡粉各2克，食用油适量

TiPS

菠菜富含铁元素，豆腐和鱼肉都是优质蛋白的来源，三者搭配，具有补血止血、利五脏、通肠胃、调中气等功效。

做法

1. 洗净的豆腐切成条，再切成块，备用。

2. 用油起锅，放入处理好的鱼头，用小火煎至两面断生。

3. 注入适量清水，倒入备好的豆腐、姜片、葱段，搅拌均匀。

4. 盖上锅盖，烧开后用小火煮约30分钟至食材熟软。

5. 揭开锅盖，放入菠菜，搅匀，加盖，用小火续煮约5分钟。

6. 揭开盖，加入少许盐，撒上鸡粉，搅匀调味。

7. 关火后盛出煮好的鱼头菠菜炖豆腐，装入碗中即可。

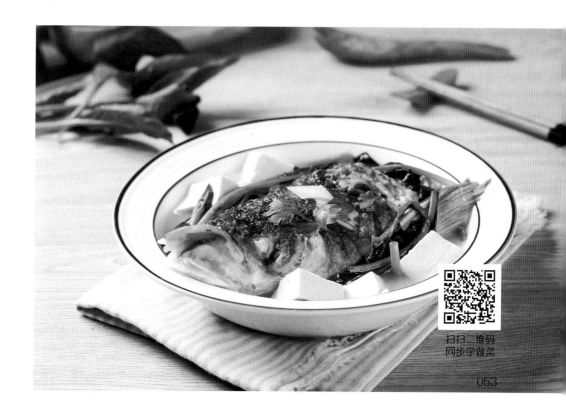

扫扫二维码
同步学做菜

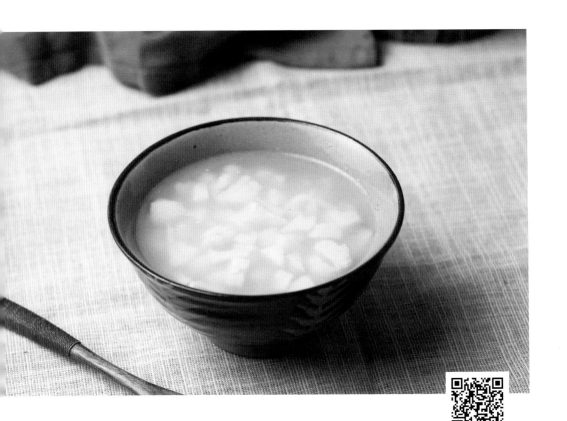

花菜汤

扫扫二维码
同步学做菜

原料

花菜160克，骨头汤350
毫升

做法

1 锅中注水烧开，倒入洗好的花菜，搅拌
匀，用中火煮约5分钟至其断生。

2 捞出焯好的花菜，沥干水分，放凉，切
碎，备用。

3 锅中注入少许清水烧开，倒入骨头汤，
煮至沸，放入花菜，拌匀。

4 盖上锅盖，烧开后用小火煮约15分钟至
其入味。

5 揭开锅盖，搅拌一会儿。

6 关火后盛出煮好的花菜汤，装入备好的
碗中即可。

TiPS

花菜有清热解渴、增强免疫力等
功效，与骨头汤一起制成花菜
汤，能为孕妈妈提供丰富的钙
质，减少孕期抽筋等。

海带紫菜瓜片汤

原料

水发海带200克，冬瓜肉
170克，水发紫菜90克

调料

盐、鸡粉各2克，芝麻油
适量

TiPS

冬瓜有利尿、清热、化痰、解渴
等功效，且其本身不含脂肪，热
量不高，孕妈妈食用本汤，能缓
解孕期水肿，又不至于发胖。

做法

1　将洗净的冬瓜肉去皮，切片；洗好的海
带切成细丝，待用。

2　砂锅中注入适量清水烧开，放入冬瓜
片、海带丝，搅散，大火煮沸。

3　盖上盖，转中小火煮约10分钟，至食材
熟透。

4　揭盖，倒入洗净的紫菜，搅散，加入
盐、鸡粉，搅匀。

5　放入适量芝麻油，续煮一会儿，至汤汁
入味。

6　关火后将煮好的汤盛入碗中即可。

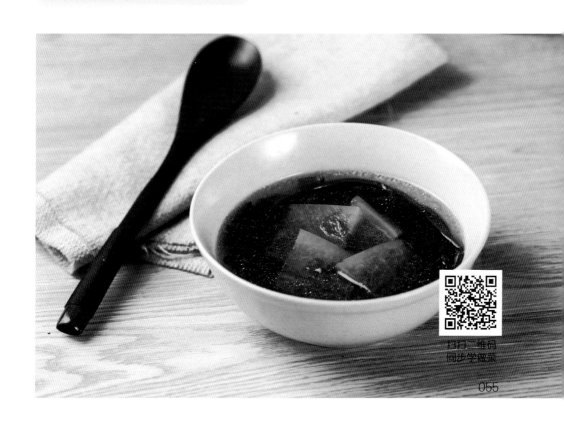

扫打二维码
同步学做菜

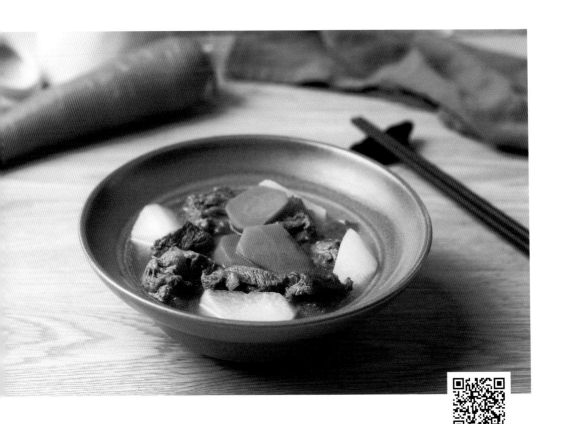

清炖牛肉汤

扫扫二维码
同步学做菜

原料

牛腩块270克，胡萝卜120克，白萝卜160克，葱条、姜片、八角各少许

调料

料酒8毫升

牛腩含有蛋白质、牛磺酸、B族维生素、铁、锌等营养成分，能为孕妈妈补充营养，还有益气补血、增强机体免疫力等作用。

做法

1. 将去皮洗净的胡萝卜切滚刀块，洗好去皮的白萝卜切滚刀块。

2. 锅中注水烧开，倒入洗好的牛腩块、料酒，大火煮约2分钟，撇去浮沫。

3. 捞出汆好的牛腩，沥干水分，备用。

4. 砂锅注水烧开，放入葱条、姜片、八角、牛腩块，淋入适量料酒，汆去腥味。

5. 盖上盖，烧开后用小火煲约2小时，至牛腩变软。

6. 揭盖，倒入胡萝卜、白萝卜，加盖，小火续煮约30分钟，至食材熟透。

7. 揭盖，搅拌几下，拣出里面的八角、葱条和姜片。

8. 关火后盛出炖好的汤料即可。

红枣煮鸡肝

原料

鸡肝150克，红枣5克，
葱段、姜片、八角各少许

调料

盐2克，生抽、胡椒粉、
料酒各适量

做法

1. 锅中注水烧开，倒入鸡肝、料酒，汆去血水，捞出，装盘备用。
2. 砂锅注水，倒入鸡肝、红枣、姜片、葱段、八角，淋入料酒，拌匀。
3. 盖上盖，用大火煮开后转小火煮30分钟至食材熟透。
4. 揭盖，加入生抽、盐、胡椒粉，拌匀。
5. 关火后盛出煮好的菜肴即可。

TiPS

鸡肝含有蛋白质、维生素A、卵磷脂、钙、铁等，有益智健脑、益气补血、保肝健脾等功效，本品可以为孕妈妈补血养身。

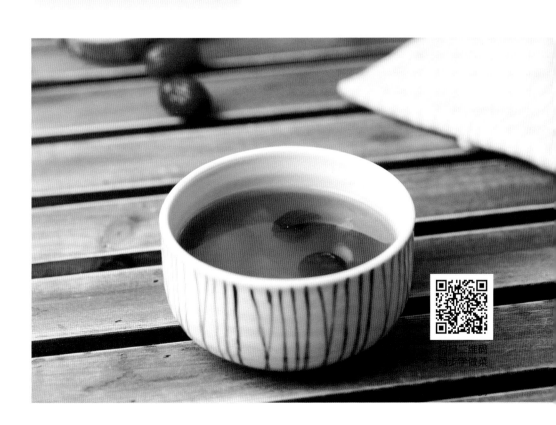

扫码二维码
同步学做菜

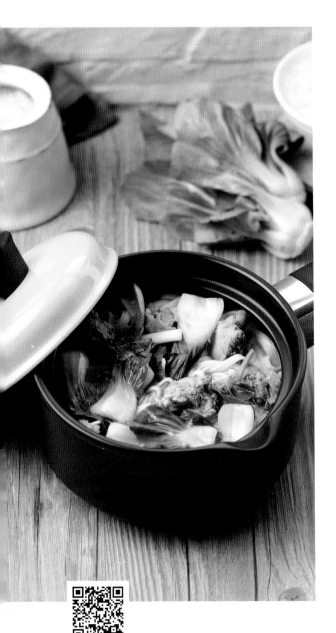

砂锅鸭肉面

原料

面条60克，鸭肉块120
克，上海青35克，姜
片、蒜末、葱段各少许

调料

盐、鸡粉各2克，料酒7
毫升，食用油适量

做法

1 洗净的上海青对半切开。

2 锅中注水烧开，加入食用
   油、上海青，拌匀，煮至断
   生，捞出沥干。

3 沸水锅中倒入鸭肉，拌匀，
   汆去血水，撇去浮沫，捞出
   沥干。

4 砂锅注水烧开，倒入鸭肉、
   料酒，撒上蒜末、姜片。

5 盖上盖，烧开后用小火煮约
   30分钟。

6 揭开盖，放入面条，搅拌
   匀，再盖上盖，转中火煮约3
   分钟至面条熟软。

7 揭开盖，搅拌匀，加入盐、
   鸡粉，煮至食材入味。

8 关火后取下砂锅，放入上海
   青，点缀上葱段即可。

扫扫二维码
同步学做菜

鸭肉富含蛋白质，上海青维生素含量
丰富，本品荤素搭配，适合孕妈妈食
用，能改善孕期出现的体虚、便秘等
不适症状。

板栗红枣小米粥

原料 ································

　　板栗仁、水发小米各100
　　克，红枣6枚

调料 ································

　　冰糖20克

做法 ································

1　砂锅中注入适量清水烧开，倒入小米、
　　红枣、板栗仁，拌匀。

2　加盖，小火煮30分钟至食材熟软。

3　揭盖，放入冰糖，搅拌约2分钟至冰糖
　　融化。

4　关火，将煮好的粥盛出，装入备好的碗
　　中即可。

板栗含有蛋白质、脂肪、碳水化
合物、膳食纤维等营养成分，能
为孕妈妈益气补血、抵抗衰老和
预防便秘。

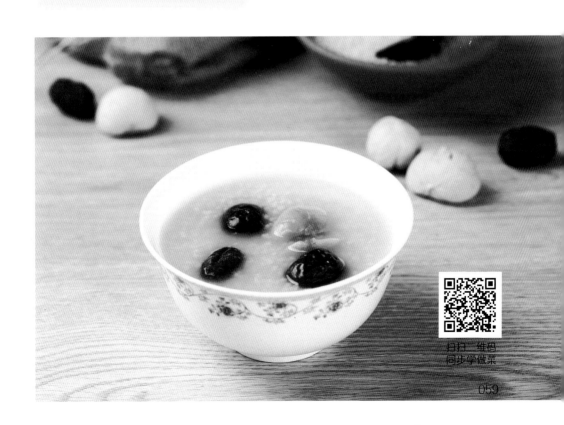

扫扫二维码
同步学做菜

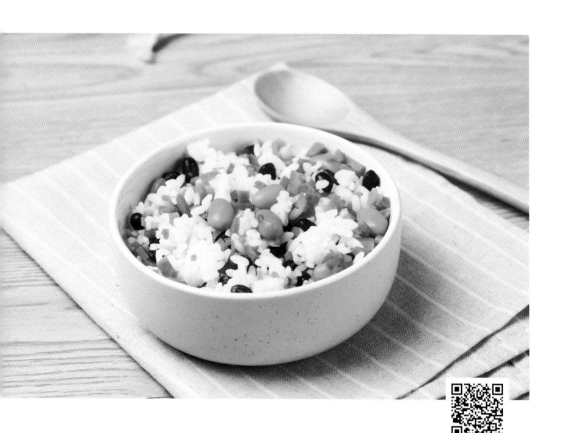

胡萝卜红豆饭

扫扫二维码
同步学做菜

原料

去皮胡萝卜55克，水发糯米90克，水发红豆、豌豆各40克

做法

1 洗净去皮的胡萝卜切碎。

2 砂锅注水烧热，倒入泡好的糯米，放入洗净的豌豆。

3 倒入泡好的红豆，放入胡萝卜碎，搅拌均匀。

4 加盖，用大火煮开后转小火续煮50分钟至食材熟软。

5 揭盖，用汤勺将豌豆压碎。

6 关火后盛出煮好的饭，装碗即可。

TiPS

豆类可以强健骨骼，胡萝卜健胃消食，可以改善消化不良，红豆能祛湿利尿，三者搭配，是适合孕妈妈食用的健康食物。

香浓牛奶炒饭

原料

米饭200克，青豆50克，玉米粒45克，洋葱35克，火腿肠55克，胡萝卜40克，牛奶80毫升，高汤120毫升

调料

盐、鸡粉各2克，食用油适量

做法

1. 处理好的洋葱切粒；火腿肠除去包装，切成粒；洗净去皮的胡萝卜切丁。

2. 锅中注水烧开，倒入洗净的青豆、玉米粒，搅匀，余片刻，捞出沥干。

3. 热锅注油烧热，倒入青豆、玉米粒、火腿肠、胡萝卜、洋葱，快速翻炒片刻。

4. 倒入米饭，翻炒片刻至松散，注入适量牛奶、高汤，翻炒出香味。

5. 加入少许盐、鸡粉，翻炒均匀，调味。

6. 关火后将炒好的饭盛出，装入盘中即可。

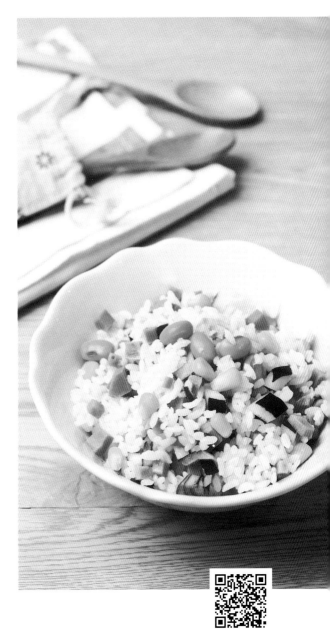

扫扫二维码
同步学做菜

TiPS

本品食材丰富，搭配炒饭，是适合孕期食用的美味主食，营养价值很高，其中，青豆能补肝养胃，尤其适合早孕反应严重的孕妈妈。

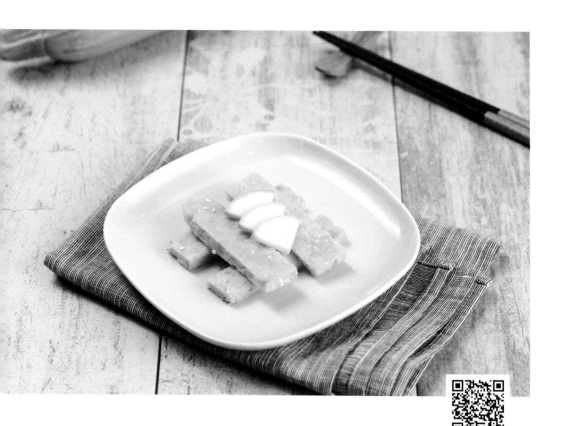

西葫芦玉米饼

扫扫二维码
同步学做菜

原料

西葫芦、玉米粉各100克，面粉200克，白芝麻15克

调料

盐4克，鸡粉2克，食用油适量

做法

1. 洗净的西葫芦切成片，再切成丝，改切成粒。

2. 锅中注水烧开，放入盐、食用油、西葫芦，煮1分钟，捞出沥干。

3. 把西葫芦装碗，倒入玉米粉、盐、鸡粉、面粉，拌匀。

4. 加入少许清水，搅成面糊，放入适量食用油，搅拌匀。

5. 煎锅注油，放入调好的面糊，摊成饼状，煎至成型，撒上白芝麻。

6. 翻面，煎成金黄色，再撒上白芝麻，略煎片刻，盛入盘中即可。

TiPS

玉米含有卵磷脂、亚油酸、维生素E、纤维素等，有降血压、降血脂、预防动脉硬化之效，尤其适合妊娠并发高血压的孕妈妈食用。

核桃姜汁豆奶

原料

核桃30克，姜片5克，豆浆100毫升

调料

蜂蜜20克

做法

1. 洗净的姜片切粒，核桃切碎，待用。
2. 将姜粒和核桃碎倒入榨汁机中，加入备好的豆浆。
3. 盖上盖，启动榨汁机，榨约15秒，制成豆奶。
4. 断电后揭开盖，将豆奶倒入杯中，淋上蜂蜜即可。

核桃性平味甘，香中带涩，与姜制成豆奶，除了有益大脑外，还有开胃的作用，能温中止呕，舒缓肠胃，尤其适合孕早期。

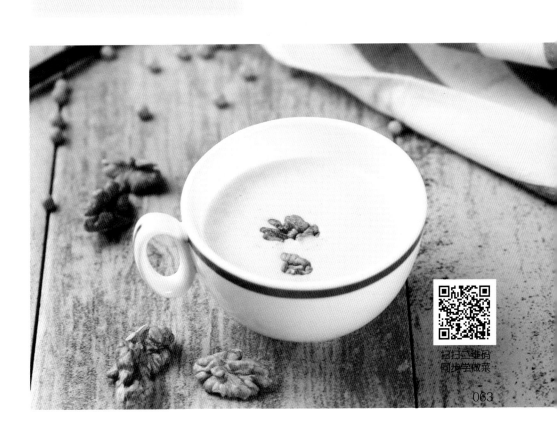

扫扫二维码
同步学做菜

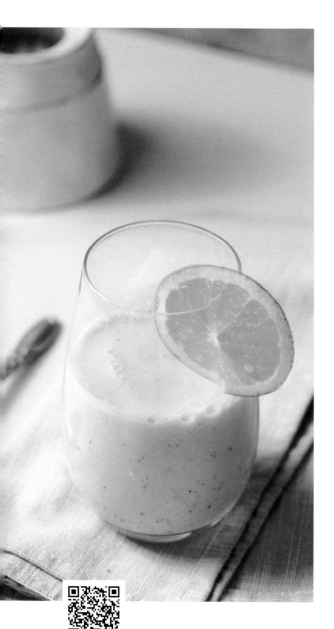

猕猴桃橙奶

原料

橙子肉80克，猕猴桃50
克，牛奶150毫升

做法

1 将去皮洗净的猕猴桃切片，
再切条，改切成丁。

2 去皮的橙子肉切成小块。

3 取榨汁机，选搅拌刀座组
合，杯中倒入切好的橙子、
猕猴桃。

4 倒入适量的牛奶，盖上盖
子。选择"搅拌"功能，将
杯中的食材榨成汁。

5 把榨好的猕猴桃橙奶汁倒入
碗中即可。

扫扫二维码
同步学做菜

橙子富含维C，能增强机体抵抗力。此
外，其所含的纤维素和果胶可促进肠
道蠕动。孕期食用橙子有利于清肠通
便，还有养心润肺的功效。

牛奶杏仁露

原料

牛奶300毫升，杏仁50克，水淀粉50毫升

调料

冰糖20克

做法

1 砂锅中注水烧开，倒入杏仁，拌匀。
2 盖上盖，用大火煮开后转小火续煮15分钟至熟。
3 揭盖，加入冰糖，搅拌至溶化。
4 倒入牛奶，拌匀，用水淀粉勾芡，搅拌至浓稠状。
5 关火后盛出煮好的杏仁露，装碗即可。

TiPS

杏仁含有蛋白质、不饱和脂肪酸、铁、维生素E等，有润肺止咳、美白润肤之效，搭配牛奶，是适合孕期常喝的饮品之一。

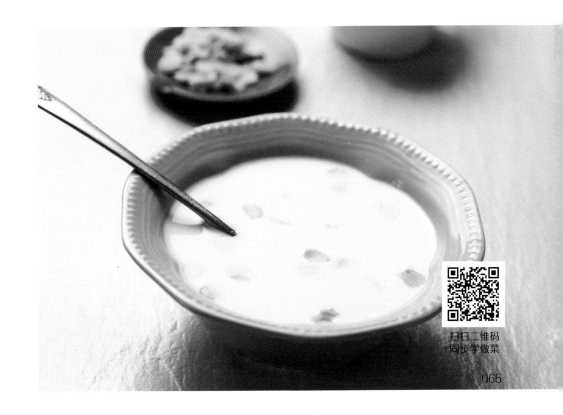

扫扫二维码
同步学做菜

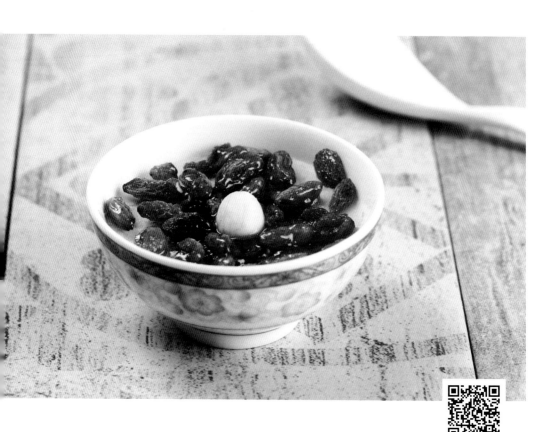

莲子山药泥

扫扫二维码
同步学做菜

原料

熟山药250克，熟莲子25克，红豆沙馅25克，葡萄干15克

调料

酸梅酱45克

做法

1. 熟山药放进保鲜袋中，用擀面杖擀成泥，待用。
2. 将山药泥放入盘中，中间挖个洞，放入红豆沙，将洞盖住。
3. 放入莲子、葡萄干，再浇上酸梅酱。
4. 放入蒸锅，盖上盖子，蒸10分钟。
5. 揭开盖子，取出盘子即可。

山药能使加速机体衰老的酶的活性显著降低，可预防伤寒及孕期多种并发症，有利于延年益寿、安全养胎。

葡萄柚猕猴桃沙拉

原料 --------

葡萄柚200克，猕猴桃
100克，圣女果70克

调料 --------

炼乳10克

做法 --------

1　洗净的猕猴桃去皮，去除硬芯，把果肉
切成片。

2　葡萄柚剥去皮，切成小块，洗好的圣女
果切成小块。

3　把切好的葡萄柚、猕猴桃装碗，挤入适
量炼乳。

4　用勺子搅拌均匀，使炼乳裹匀食材。

5　取一个干净的盘子，摆上圣女果装饰。

6　将拌好的沙拉装入盘中即可。

TiPS

葡萄柚含有膳食纤维、维生素及
钾、钙等，孕妈妈常食葡萄柚有
滋养组织细胞、增加体力、舒缓
支气管炎、利尿的作用。

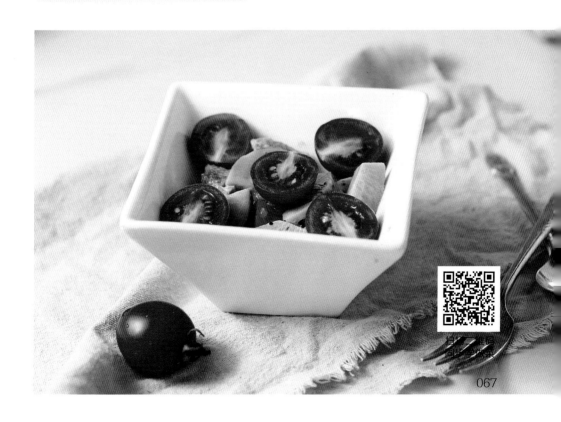

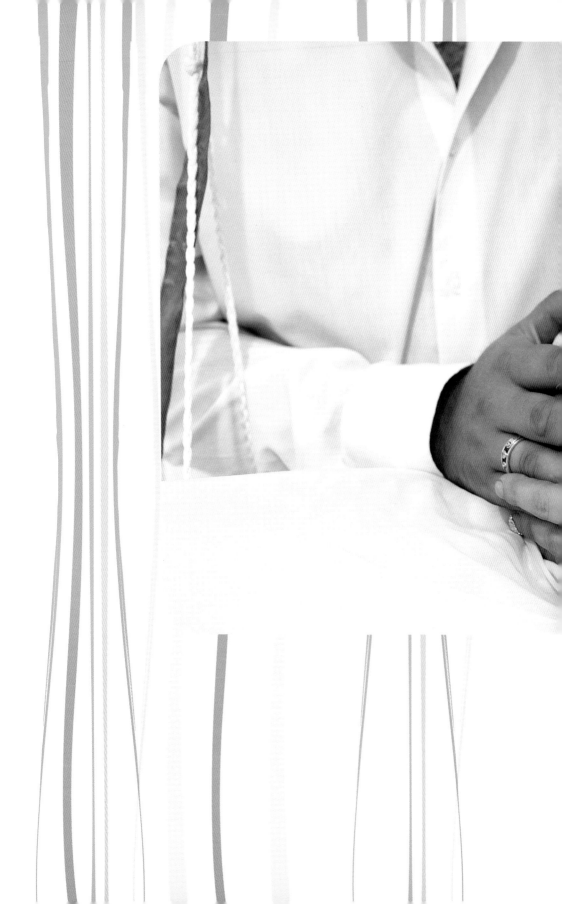

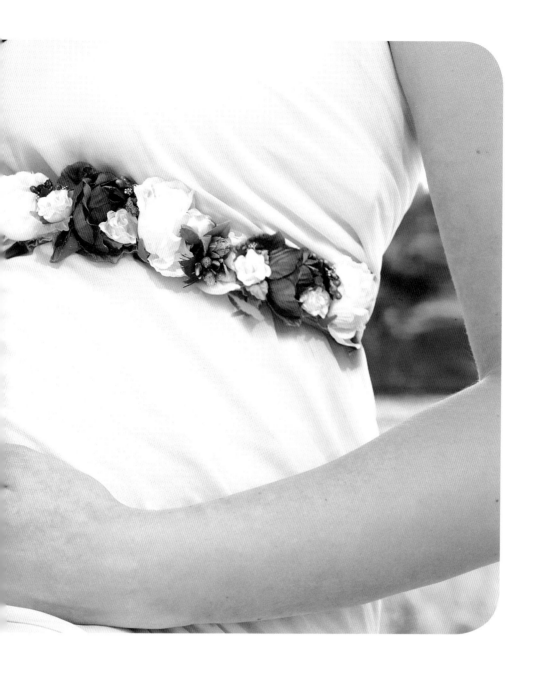

Chapter 3　孕期保健篇

怀孕之后，孕妈妈的身体会随着胎儿的发育而发生很多变化，这其中既包括正常的生理变化，也有怀孕导致的多种身心不适。此时此刻，孕妈妈需要知道，科学的孕期保健对于维持孕期健康、减轻身体不适以及胎儿的生长发育都是至关重要的。

女性怀孕之后，无论是在身体还是心理上都会出现一系列的变化，如乳房变大、腹部隆起等。与此同时，胎儿则在孕妈妈温暖的子宫里一天天长大。

怀胎 10 个月孕妈妈的身心变化

孕 1 月

计算怀孕时间，如果是 28 日型月经周期的话，应从最后一次月经开始日算起。刚刚受孕时实际上腹中还没有胎儿。怀孕真正开始于受精卵在子宫内膜受孕的第 3 周左右。怀孕第 1 个月身体是没有明显变化的，较敏感的人身体可能会有畏寒、低热、慵懒、困倦及嗜睡的症状。

孕 2 月

第 2 个月内，妊娠反应始终伴随着孕妈妈。乳房开始增大、胀痛；出现尿频、便秘；容易感到疲劳；食欲下降，并伴有恶心、呕吐的症状，有时会出现腹痛；阴道出现稍有异味的乳白色分泌物；情绪方面，很容易心烦意乱，情感的变化反复无常。

孕 3 月

乳头周围开始发黑，乳晕变大，臀部变大，到了穿孕妈妈装还为时尚早，穿平时衣服又显小的时候。有的孕妈妈早孕反应比较重，会出现头晕、头痛的情况。子宫日益增大，为克服突出的腹部所带来的重心不稳，孕妈妈会自然地往后仰，因而导致腰酸背痛。孕吐会逐渐消失。

孕 4 月

随着子宫越来越大，韧带会被拉长，所以腹部和胯部有时会感到剧痛，这是暂时现象，避免剧烈运动就能缓解疼痛。此时，孕妈妈食欲开始增加，尿频和便秘逐渐消失，孕妈妈心情也会比较舒畅。乳头可能会分泌出少量黄色和白色液体（初乳）。

孕 5 月

此时，子宫会变得如成人头般大小，肚子大得一看便知是个孕妈妈。随着肚子增大，肚脐会向外凸出。这个月，孕妈妈应该能感觉到胎儿的胎动了。带有异味的阴道分泌物会增加，这是身体为了防止细菌感染而采取的防御手段。

孕 6 月

腹部隆起更加明显，腹部也更加沉重，活动愈发不便，容易感到疲劳和腰痛。腹中胎儿的拳打脚踢次数更加频繁，尤其在晚上将要躺下入睡时经常出现。由于基础体温上升，出汗比平时多，而且会很怕热。怀孕期间由于血压变动较大，所以起身站立的时候会有些头晕目眩。

孕 7 月

乳房持续长大。子宫对各种刺激开始敏感，有时会出现生理性的收缩运动，且随着妊娠的进展，子宫收缩的频率和强度都会加剧。在腹部皮肤与乳房、大腿上会出现妊娠纹。胳膊、腿、脸部、脚腕上都会出现浮肿现象，尤其在晚上或炎热的时候症状更加明显。有时会因为胎儿踢到肋骨而感到疼痛，这也是胎位正常的表现。

孕 8 月

此时孕妈妈下腹部更加凸出，子宫进一步增大将内脏向上推挤。心、肺、胃、呼吸肌等受到压迫，会感到呼吸困难、食欲不振。腰部更容易感到酸痛，下肢可出现浮肿、静脉曲张。此时也是第二次孕吐出现的痛苦时期。下腹部、乳头

四周及外阴部等处的皮肤有黑色素沉淀。痔疮也可能会出现。

孕 9 月

胎儿的头部进到骨盆后会引起腹部的坠感。如果是初产，在阵痛开始前的2～4周前就会有感觉。同时，挤压肺和胃的压迫感会消失，继而呼吸恢复顺畅，也可安心进食。另一方面，由于胎儿的头部下降到两腿之间，因此会带来行走不便，胎儿也会压迫到膀胱从而引起尿频。

孕 10 月

这一时期随时都可能面临分娩。胎儿的位置有所降低，腹部凸出部分有稍减的感觉，膀胱和直肠的压迫感大为增强，尿频和便秘更加严重，下肢也会出现难以行动的感觉。身体为生产所做的准备已经成熟，子宫颈和阴道趋于软化，容易伸缩，分泌物增加。

怀胎 10 个月胎儿的发育情况

孕 1 月

卵子和精子结合后的 5 ~ 6 日，受精卵从输卵管游走到子宫，在子宫内着床，开始发育。在怀孕的第 3 周，这个胚胎长 0.5 ~ 1 厘米，重量不到 1 克，像一条透明的小鱼，有鳃弓和尾巴，和其他动物的胚胎发育并无两样。这时胚胎生活在一个毛茸茸的小球内。

孕 2 月

怀孕满 7 周时，胚胎身长约 2.5 厘米，重量约 4 克，满 8 周已初具人形了。心、胃、肠、肝等内脏及脑部器官已形成，小尾巴逐渐消失，越来越像人了。但仍是头大身子小，眼睛就像两个黑点分别位于头的两侧。绒毛膜更发达，胎盘形成，脐带出现，母体与胚胎的联系更加密切。

孕 3 月

至孕 3 月底时，胚胎可正式称为胎儿了。身长 7.5 ~ 9 厘米，重量约 20 克。胎儿的尾巴完全消失，眼、鼻、口、耳等器官形状清晰可辨，手、足、指头也已一目了然，几乎与常人完全一样。内脏更加发达，肾脏、外阴部已经长成，开始形成尿道及进行排泄作用，胎儿周围会充满羊水。

孕 4 月

在孕 15 周后期，胎儿的身长约为 16 厘米，体重约 120 克。此时胎儿已完全具备人的外形，由阴部的差异可以辨认男女。皮肤开始长出胎毛，骨骼和肌肉日渐发达，手、足能做些微小活动。内脏发育大致已经完成，心脏跳动，可用多普勒听诊器测出心音。

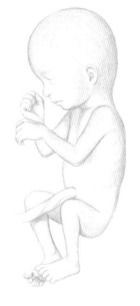

孕 5 月

孕 5 月末，胎儿的身长约 25 厘米，体重在 250 ~ 300 克之间。头约为身长的 1/3，鼻和口的外形逐渐明显，而且开始长出头发与指甲。全身被绒毛覆盖，皮下脂肪也开始形成，皮肤呈不透明的红色。心脏的跳动有所增强，力量增大。骨骼、肌肉进一步发育，手足运动更加活泼。

孕 6 月

骨骼更结实，头发更长，眉毛和睫毛长出。脸形更加清晰，但仍很瘦，全身都是皱纹。皮脂腺开始分泌，胃肠会吸收羊水，肾脏排泄尿液。从这个月起，胎儿开始带着情绪生活，不满意时也会发发小脾气。除此之外，胎儿还能对孕妈妈相当细微的情绪、情感差异做出敏感的反应。

孕 7 月

胎儿身长为 36 ～ 40 厘米，体重1000 ～ 1200 克。上下眼睑已形成，开始眨眼睛。鼻孔张开，容貌可辨，但皮下脂肪尚未充足，皮肤暗红色，皱纹较多，脸部如老人一般。脑部逐渐发达。男胎的睾丸还未降至阴囊内，女胎的大阴唇也尚未发育成熟。此时胎儿还不具备在体外生活的适应能力。

孕 8 月

胎儿身长为 41 ～ 44 厘米，体重1600 ～ 1800 克。胎儿的身体发育接近完成，肌肉发达，皮肤红润，皮下脂肪增厚，体形浑圆，脸部仍然布满皱纹。神经系统变得发达，对体外声音有反应。胎儿动作更活泼，力量更大，有时会踢孕妈妈腹部。此时胎儿头朝下才是正常的胎位。

孕 9 月

胎儿身长为 47 ～ 48 厘米，体重2400 ～ 2700 克。可见完整的皮下脂肪，身体圆滚滚的。脸、胸、腹、手、足等处的胎毛逐渐稀疏，皮肤呈粉红色，皱纹消失，指甲也长至指尖处。男婴的睾丸下降到阴囊中，女婴的大阴唇开始发育。内脏功能完全，肺部机能调整完成，可适应子宫外生活。

孕 10 月

皮下脂肪继续增厚，体形圆润。皮肤没有皱纹，呈淡红色。骨骼结实，头盖骨变硬，指甲越过指尖继续向外生长，头发长出 2 ～ 3 厘米。胎儿的各个器官均已准备好分娩，肌肉、神经等都非常发达。胎儿身长约为头的 4 倍，正常情况下头部嵌在母体骨盆内，活动比较受限制。

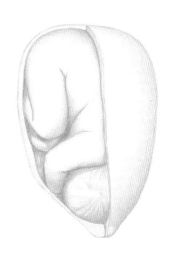

No.14　正确护理怀孕后的身体

与孕前相比，女性怀孕后身体会出现比较大的变化，孕妈妈要学习一些常识和技巧，正确护理自己怀孕后的身体。

阴道分泌物增多是正常现象

怀孕以后，卵巢的黄体分泌大量雌激素和孕激素，以维持孕卵的着床和发育。12周以后，胎盘形成，它逐渐替代了黄体，继续合成大量雌激素和孕激素，因此，孕妈妈体内始终保持着高雌激素和高孕激素的状态。在此影响下，孕妈妈阴道分泌物逐渐增多，分泌物颜色通常为无色，有时呈橙色或淡黄色，还有时为浅褐色。这些都属于正常现象，不必过于担心。

由于阴道分泌物增多，会刺激外阴部皮肤发痒，如果不经常清洁处理，就很容易引起阴道感染。因此，孕妈妈要保持外阴部的干净，每天可直接用清洁的温盐水擦洗外阴部几次，勤换勤洗内裤。但是外阴也不宜洗得过勤，以免造成阴道pH值升高，滋生细菌。

孕期如何科学刷牙

常言道，生一个孩子掉一颗牙。这就说明了在妊娠和哺乳过程中，经常会出现蛀牙和牙龈疾病。如果牙龈浮肿或经常出血，口腔内残留的细菌就会使蛀牙的情况加剧。孕妈妈如果有口腔疾病，不仅容易引发并发症，而且还会影响胎儿发育，为了妈妈和宝宝的健康，孕妈妈们一定要注意口腔护理，学会科学刷牙。

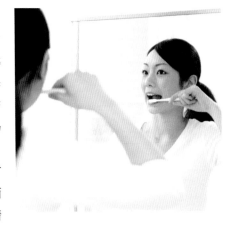

孕妈妈应做到早晚各刷一次牙，餐后及时用漱口水漱口。刷牙时牙齿的外表面、内表面和咬合面都要刷到，牙缝中间的残余食物要清洗干净。孕妈妈可根据自己的情况来选择牙膏，如果有蛀牙，要选用含氟或含锶的牙膏；牙龈出血、水肿者，宜选用有消炎止血功效的药物牙膏；若是由于吃酸性零食过多而引起牙齿过敏，则可选用脱敏牙膏。

怀孕了，这样洗头发

女性在怀孕后如果忽视了头发的护理，很容易造成脱发的后果。所以，孕妈妈要认真护理好自己的头发，洗头发的时候要多加注意。

受孕期体内激素影响，孕期头发更容易出油，这也是大多数孕妈妈反映头皮更容易发痒的原因。洗头可以及时清洗头发表面过多的皮脂，去除真菌的培养基，明显减少头屑的产生。但是如果洗头太过频繁也会伤害到头发。如无特殊情况，在普通的季节，一般一周洗头 2～3 次是比较合理的；夏季，天气炎热，可隔天洗一次头发。

孕妈妈的皮肤十分敏感，为了防止刺激头皮影响到胎儿，孕妈妈要选择适合自己发质且性质比较温和的洗发水，怀孕前用什么品牌的洗发水，如果发质没有因为荷尔蒙的改变而发生太大的改变，可继续延用。

洗头后不要用强风吹干，更不要用卷发器卷发，洗后发型也任其自然，避免过多地梳理和用过热的风来吹干。

孕期洗澡细则

○ 方式。孕妈妈不要去公共浴室洗澡。孕妈妈洗澡应该采取淋浴的方式，不要盆浴，更不要将下身泡在水里。不要过度擦洗乳房，以免引起宫缩。

○ 时长。孕妈妈洗澡时间不要太长，每次洗澡不宜超过 15 分钟，以免氧气供应不足造成胎儿缺氧、胎心率加快等状况。

○ 水温。孕妈妈应用适宜的水温洗澡，一般 38℃ 左右的水温为宜，水温过高可诱发宫缩，引起早产。

○ 防止受伤。浴室地面经常很湿滑，而孕妈妈腹部隆起，行动不便，所以孕期洗澡时要预防滑倒。可以在浴室地板上铺上防滑垫，尽量少在浴室里摆放杂物。

○ 沐浴用品。孕期沐浴用品应该选用中性、无刺激性、无浓烈香味、具有保湿性质的温和天然的产品，以免伤害孕妈妈敏感的肌肤。

No.15　做好乳房保健

乳房是宝宝的粮仓，是孕妈妈性与美的象征。但是怀孕以后，乳房要经历一系列的生理变化，孕妈妈应从怀孕起就呵护自己的乳房，保证其健美挺拔。

选择合适的乳罩

怀孕阶段，乳房一般将增大两三个罩杯，但乳房是从下半部往外扩张的，与普通罩杯的比例不同，因此应选择专门的孕妈妈乳罩，并随着不同阶段的变化随时更换调整。合适的乳罩能给乳房提供可靠的支撑和扶托，保证乳房的血液循环通畅。

孕期如何选择适合自己的乳罩颇有讲究。

○ 大小

选择和乳房紧密贴合的乳罩，以乳房没有压迫感为宜。乳罩过紧会影响乳腺的发育，还会因与皮肤磨擦而使纤维织物进入乳管，可能会造成产后无奶或少奶。怀孕期间，宜选用全罩杯的乳罩，并有软钢托支撑。

○ 面料

以透气性较好的棉布质地为佳。另外有些化纤原料的内衣在吸湿性、伸缩性和不变形上有突出优点，也值得考虑，但要避免选择不透气或不吸水的化纤类乳罩。色调应该选择明亮的颜色，如白色、粉色、淡蓝色等。

○ 触感

选择皮肤触感柔软的乳罩。孕后期乳头十分敏感，不够柔软的文胸会压迫乳腺、乳头，或者造成发炎现象。一些三无产品或可疑产品则不要购买。

○ 使用

孕妈妈的内衣应该易于清洗，方便穿脱，尤其是孕晚期，可以是选择搭扣在前面的。孕妈妈代谢旺盛，平时要勤洗内衣，保持干净整洁；晚上睡觉时要脱掉乳罩，放松一下乳房；夏季时可以更换更为轻薄透气的薄棉乳罩。

○ 数量

每两个月为一个阶段，每个阶段至少要有两套内衣。如果乳房变化得快，应随时更换。

○ 肩带

尽量选择宽的肩带，合适的乳罩肩带应该会紧紧地贴在肩胛骨附近，没有束缚感。

科学按摩，护理乳房

乳房按摩可以促进其局部的血液循环，预防乳房疾病。同时，可以疏通乳腺管道，为日后孕妈妈分泌乳汁，喂养宝宝做准备。但如果有早产史或习惯性流产史的孕妈妈，要咨询妇产科医生后，决定是否进行乳房按摩。

孕妈妈可以按照下面所述的方法进行胸部按摩：

1 清洗乳晕和乳头后，用热毛巾敷盖乳房并用手轻按。

2 双手手指从乳房四周由内向外轻轻按摩。

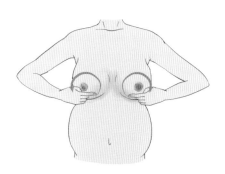

3 用手指腹在乳房周围以画圈方式轻轻按摩。

4 轻轻按住乳房并从四周向乳头方向轻轻按摩；拇指和食指压住乳晕边缘，再用两指轻轻挤压。

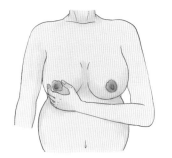

每天洗澡或睡觉前轻轻按摩 2 ~ 3 分钟，可以软化乳房，促进乳腺疏通，对孕期乳房护养、防止胸部下垂等有很好的效果。但不可盲目进行，按摩过程中要密切关注身体的反应，如果下腹部疼痛就应立刻停止。

另外，在按摩时要少刺激乳头。乳头分布有丰富的神经，在怀孕期间乳头更加敏感，因此在怀孕期间少刺激乳头，避免子宫的过多收缩。

最后，按摩频率和力度要适中。乳房按摩以促进血液循环为目的，按摩的频率不可高，尽量轻柔。孕妈妈只要建立起正确护理乳房的观念，每天坚持抽出一点时间来轻轻按摩乳房即可。

乳房问题的应对

怀孕期间，除了乳房变大，乳晕颜色变深、范围变大等乳房变化之外，还可能出现一些特有的乳房问题，需要孕妈妈给予额外的关注和护理。

乳头有分泌物溢出

到怀孕中后期，尤其是快分娩的时候，挤压乳房时可能有数滴稀薄黄色液体溢出。这种乳房分泌物称为初乳，初乳的有无因人而异，但都是正常现象，孕妈妈不用担心。有分泌物的孕妈妈不要去挤或刺激乳房，以免引起宫缩，也不要有心理负担，只需做好乳房的正常的清洁就好了。

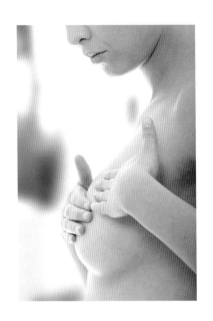

从怀孕第 5 个月起，经常用温水擦洗乳头，清除附在上面的乳痂，涂薄薄的一层油脂。油脂可选择健康的橄榄油或合格的乳头保护霜。洗澡后，先涂油脂，然后用拇指和食指轻轻抚摸乳头及周围皮肤。不要强行去除乳头上的硬痂样的东西。可在入睡前覆盖一块长约 10 厘米，涂满油脂的四方纱布，第二天早晨起床后再擦掉硬痂。

乳头扁平或凹陷

怀孕后，有些孕妈妈的乳头内陷或扁平。乳头内陷或扁平就像乳房有大有小一样，都是先天性的，没有什么危害。但是，有可能影响将来哺乳，因为乳头内陷或扁平，宝宝吸吮起来比较困难。

有这种情况的孕妈妈在怀孕 36 周以后，可以轻柔地将乳头向外捏出来，然后轻轻地向外牵拉，坚持一段时间会有效果。值得注意的是，孕妈妈不要提前做，因为刺激乳头很容易引起宫缩，对胎儿不利，可能引起早产，怀孕 36 周后就没这个问题了，也不要等到生了以后再处理，因为那时乳房胀得很紧，效果不好。此外，孕妈妈还可以用专门吸奶头的吸乳器将乳头吸出。

No.16　孕期也可以"性"福

有人认为，孕期性生活会对胎儿造成不利的影响，却又担心孕期禁欲影响夫妻感情。其实，孕期是不需要禁欲的。这里就教大家孕期怎样获得"性"福。

孕期也可以有"性"

一般来说，孕期不必全程禁欲。事实上，只要掌握好一定的原则和技巧，根据孕期不同阶段的特点做一些调整，怀孕了也可以拥有"性"福生活。

在不宜性交的时期，可以考虑采取性交以外的方式获得性快感。有些孕妈妈在孕期中会表现出强烈的性欲，当准爸爸准备配合的时候又会突然拒绝，令准爸爸困惑不已。其实，这时的孕妈妈并不是真想性交，而是想享受和准爸爸亲密接触所带来的甜蜜感。此时，准爸爸对孕妈妈多进行一些热情的拥抱、甜蜜的接吻与温柔的爱抚效果会更好。同样的，孕妈妈也可以通过爱抚满足准爸爸的性欲。

但是有一些情况下不要进行性生活。例如：有习惯性流产和早产病史的女性，或高龄初产妇，或结婚多年才怀孕的女性，为了安全起见，整个妊娠期都应禁止性生活。

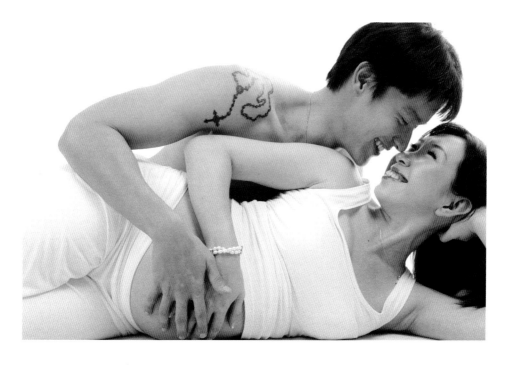

适合过性生活的时期——孕中期

　　孕期过性生活需要注意时间。怀孕最初 3 个月内不宜性交，因为这个时期胎盘还没有完全形成，胎儿处于不稳定状态，容易引起流产。分娩前 3 个月也不宜性交，以免引起早产。特别是临产前的 1 个月，即妊娠 9 个月后，胎儿开始向产道方向下降，孕妈妈子宫颈口放松，倘若这个时期性交，羊水感染的可能性较大，有可能发生羊水外溢（即破水）。同时，孕晚期子宫比较敏感，受到外界直接刺激，有突发子宫加强收缩而诱发早产的可能。所以，在孕晚期也必须绝对禁止性生活。

　　只有在孕中期，也就是妊娠 4 ~ 7 个月时，孕妈妈情况比较稳定，可每周性交一次。这是因为怀孕 4 个月后，胎盘发育基本完成，流产的危险性也相应降低了，适度的性生活可带来身心的愉悦。但还是不能和非孕期完全相同，在次数和方式方面都要控制。性交前孕妈妈要排尽尿液，清洁外阴，丈夫要清洗外生殖器，选择不压迫孕妈妈腹部的性交姿势。性交结束后，孕妈妈也应立即排尿，并洗净外阴，以防止引起上行性泌尿系统感染和宫腔内感染。

孕期性生活要适度

　　虽然孕中期孕妈妈和准爸爸可以同房，享受亲密时光，但是这一时期的性生活还是要注意掌握适度的原则，以免性交过于激烈，影响到子宫和胎儿，发生意外情况。

　　性交前戏不要过于激烈。如果过度刺激孕妈妈的乳头，有些孕妈妈会因此引发腹部肿胀，对母子不利。所以，准爸爸要尽量避免过度抚摩孕妈妈的胸部。如果孕妈妈的乳头流出液体，更不能进一步刺激孕妈妈的乳房。另外，准爸爸还要尽量避免过于激烈地爱抚孕妈妈的阴道。

　　性交时间不宜过长，并且注意不要直接强烈刺激孕妈妈的性器官，动作要轻柔，插入不宜过深，频率不宜太快，每次性交时间以不超过 10 分钟为度，每周以 1 ~ 2 次为宜。倘若这个阶段性生活过频，用力较大，或时间过长，就会压迫腹部，使胎膜早破或感染，导致流产。

　　另外，如果医师已经警告孕妈妈禁止性行为是因为子宫收缩的关系，那么此时任何会引起孕妈妈性兴奋的行为都必须禁止，包括触摸乳房和外阴部等，因为这些刺激也会引起子宫收缩，危及胎儿安全。

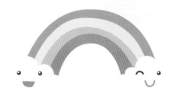

适合孕期的性交姿势

孕期性交要选择适合的体位，千万不能压迫孕妈妈的腹部。而孕妈妈在性交过程中感觉不适的时候，也不能强迫自己忍耐，要马上更换别的体位，或者停止性交。

调羹式

孕妈妈侧躺，准爸爸从后方进入她身体，身体紧贴孕妈妈。这个姿势的优点在于不对孕妈妈腹部造成压力。准爸爸应亲密搂抱孕妈妈，轻轻爱抚她的乳房，亲吻她的肩膀、颈部和背部。

跳蛙式

孕妈妈跪于床上，双腿尽可能分开，身体前倾，准爸爸从后方进入孕妈妈身体。准爸爸可爱抚孕妈妈背脊并控制抽插的深度。这可以保护孕妈妈的腹部不会受到过强的冲击。

跨腿式

孕妈妈分腿跨坐在准爸爸大腿上，双手支撑住自己，准爸爸可以帮助孕妈妈上下移动，如果累了，可自己调节放慢节奏。

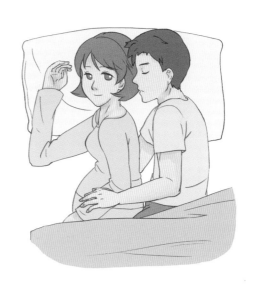

其他性生活的注意事项

在孕期，过性生活时，要使用避孕套或体外排精，以精液不进入阴道为好。因为精液中的前列腺素被阴道黏膜吸收后，可促使怀孕后的子宫发生强烈收缩，不仅会引起孕妈妈腹痛，还易导致流产、早产。

No.17 应对早孕反应

女性在怀孕早期，会出现食欲不振、厌食、轻度恶心、呕吐、头晕、倦怠，甚至低热等早孕反应，这都是孕妈妈特有的正常生理反应。

孕早期，早孕反应正当时

早孕反应一般在妊娠第6周出现，以后逐渐明显，在第9～11周更为严重，一般在停经12周前自行缓解、消失。所以，整个孕早期，部分孕妈妈都会在各种早孕反应中度过。但大多数孕妈妈能够耐受，对工作和生活影响不大，无需特殊治疗。

虽然早孕反应是每个孕妈妈都会经历的事情，但是这其中还是存在着比较大的个人差异。有的孕妈妈比较敏感，开始得早一点，有的开始得晚一些；有的人反应比较严重，整个人的状态都受到影响，有的人则反应比较轻，对自己几乎没什么影响；还有就是虽然大部分人的早孕反应只持续到孕3月，也有一些人的早孕反应会延续到孕中期。

早孕反应中比较典型的症状就是恶心呕吐，一般发生在停经40天左右，大部分孕妈妈都会有，尤其是在早晨空腹时更为明显。多数人会有食欲不振、消化不良等症状，轻的感觉厌油腻，重的表现为厌食。有些孕妈妈还会突然特别厌恶某种气味，甚至觉得不可忍受；有些则表现出对某种食物的特别偏爱，如喜欢吃酸、辣的食物等；也有的孕妈妈会在某一时期特别想吃某种食物，但真正吃到时，又可能不想吃了。

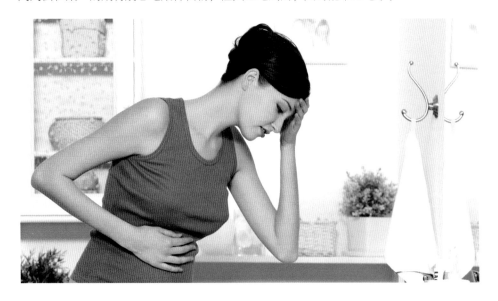

少食多餐，缓解孕吐

孕吐反应较重的孕妈妈，不必像常人那样强调饮食的规律性，更不可强制进食，进食的餐次、数量、种类及时间应该根据孕妈妈的食欲和反应的轻重及时进行调整。可以采取少食多餐的方法，保证进食量。

孕妈妈本身胃肠道蠕动较慢，所以不要一次性吃入过多食物，如果强迫自己大吃特吃，不仅不能补充足够的营养，还可能加重妊娠反应，造成消化不良等情况，适得其反。在孕吐反应较少的时段可以适当增加进食量，必要时可以在睡前适当加餐，满足孕妈妈和胎儿的营养需要。少吃多餐可以尽量减少孕妈妈空腹的情况，是孕吐时比较好的选择。

呕吐严重的孕妈妈，进食不要受时间限制，坚持在呕吐之间进食，并及时补水。为了减轻胃肠道负担，身上可以常备些体积小、水分少的小点心，如饼干、鸡蛋、烤馒头片等，以便饿了可以随时补充热量。

酸味食物能增进食欲

怀孕后胎盘分泌出的绒毛膜促性腺激素会抑制胃酸分泌，使消化酶活性降低，影响胃肠的消化吸收功能，使孕妈妈食欲下降、恶心、呕吐。而酸味能刺激胃液的分泌，提高消化酶的活性，促进胃肠蠕动，增加食欲。有需要的孕妈妈应该谨慎挑选，科学食酸。

○ 适合孕妈妈吃的酸味食物

酸奶含有丰富的钙质、优质蛋白质以及多种维生素和碳水化合物，既能促进人体对营养的吸收，还可以将有毒物质排出去。

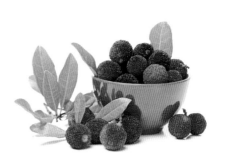

许多蔬果都带有天然的酸味，如杨梅、橘子、西红柿、猕猴桃、青苹果等。这些蔬果含有充足的水分和粗纤维，不但可以增加食欲，帮助消化，而且能够通便，可以避免由于便秘对子宫和胎儿造成的压力。

○ 孕妈妈不宜吃的酸味食物

山楂味酸，但不适宜孕妈妈食用，因为它有很强烈的活血化瘀功效，吃多了容易导致流产。另外，人工腌制的酸菜和醋制品孕妈妈也要少吃。

No.18　巧妙缓解身体疼痛

在整个怀孕过程中，孕妈妈的身体要经历各种疼痛，而且有些疼痛是不可避免的，那么有什么办法能缓解呢？一起来看看吧。

适当按摩，缓解肌肉酸痛

对于许多女性而言，全身按摩能减少压力，达到真正的放松，特别是怀孕期间，按摩不仅能够平静孕妈妈的情绪，而且有助于缓解孕妈妈的身体酸痛，减少孕妈妈的手脚肿胀，提高睡眠质量。

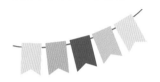

- ○ 按摩坐姿：孕妈妈跨坐在椅子上，椅子前放一张桌子，桌面放一两个枕头，在按摩时孕妈妈可休息头部。
- ○ 适合按摩的阶段：注意不要在孕早期3个月内按摩，可能会增加流产。孕中期按摩效果较好。
- ○ 按摩频率：孕中期4个月内按摩每周1次，孕晚期3个月内每周2次或以上。
- ○ 按摩时间：怀孕期间每次按摩20分钟左右。
- ○ 按摩方法：双手搓热，按摩从背部腰围下开始，沿脊椎两侧从下到上慢慢滑动至双肩，至少持续数分钟，直到背部肌肉开始温暖和放松。不要直接按摩脊椎，从未按摩过的孕妈妈开始时应请专业按摩师指导。
- ○ 注意事项：如果按摩时感到不适，马上停止按摩。孕20周后不要俯卧按摩。不要在伤口、感染、有红疹或静脉曲张的地方按摩。

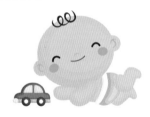

避免久站或久坐，防止静脉曲张

孕妈妈怀孕时，下肢静脉曲张是常见的现象。而静脉曲张又会带来相应部位的胀痛。静脉曲张往往随着妊娠月份的增加而逐渐加重，越是临近分娩，静脉曲张越厉害，疼痛也更加常见。经产妇比初产妇更为常见且严重。出现静脉曲张是因为，孕妈妈体内黄体酮的增加造成血管壁扩张，全身血流量增加，使得原本闭合的静脉瓣膜分开，造成静脉血液的逆流；增大的子宫压迫盆腔内静脉，阻碍下肢静脉的血液回流，使静脉曲张更为严重。

静脉曲张是可以减轻和预防的。首先孕妈妈在孕期要休息好。有些孕妈妈因为工作或习惯经常久坐、久站，就容易出现下肢静脉曲张，因此只要孕妈妈注意平时不要久坐久站，也不要负重，就可以有效避免下肢静脉曲张。

尤其是到了怀孕后期，久坐、久站对妈妈造成的影响会更大。所以，久坐的孕妈妈尽量每隔30～60分就起来走一走或倒杯开水，尽可能适时做一些腿部伸展动作；需要久站的孕妈妈可以使用托腹带及孕妈妈专用的弹性袜子，来改善腰酸背痛与静脉曲张的问题，没有事情要忙的时候，孕妈妈可找空档坐下来休息一下，避免长时间站立。

劳逸结合，怀孕也可以很舒适

既然怀孕的辛苦不可避免，孕妈妈更要好好照顾自己，平时做到劳逸结合，尽量度过一个舒适的孕期。

孕妈妈容易疲劳，所以当工作比较累的时候，可以给自己一个短暂的休息时间，暂时放下工作，到外面走走，或者是闭目养神，这样有助于缓解工作疲劳。

一般来说，多数人早上精力比较充沛，下午比较疲劳，孕妈妈也如此。所以，孕妈妈工作时可以在早上做点重要的事，下午则做些比较轻松的事，下班后尽量早点回家休息，保证有足够的时间休息，不要熬夜。

孕妈妈要注意，不可以参加过重过于劳累的工作，要根据自己的情况随时调整，一旦感觉累了，便要及时休息。

在上午和下午的空闲时间里，可以吃一点水果或点心补充体力，有条件的可以到室外呼吸一下新鲜空气，转换心情。中饭后，要尽可能睡上一会儿，即使没有相应的条件，也要在桌上趴一会儿，恢复精力。

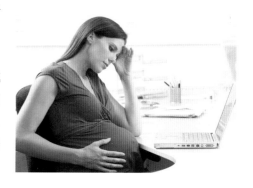

No.19　只要妊娠不要纹

怀孕中期以后，许多孕妈妈长出了妊娠纹和妊娠斑，这些斑纹让孕妈妈的颜值降低，还影响孕期心情，快来看看怎么应对这些恼人的斑纹吧。

为什么怀孕后会长妊娠纹、妊娠斑？

妊娠纹形成的原因主要有两个：一是怀孕时，肾上腺分泌的类皮质醇（一种荷尔蒙）数量会增加，使皮肤的表皮细胞和纤维母细胞活性降低，以致真皮中细细小小的纤维出现断裂，从而产生妊娠纹；二是怀孕中后期，由于胎儿生长速度加快，或是孕妈妈体重短时间增加太多等，皮肤来不及撑开，都会造成皮肤真皮内的纤维断裂，从而产生妊娠纹。

妊娠纹主要出现在腹壁上，也可能出现在大腿内外侧、臀部、胸部、后腰部及手臂等处。皮肤表面出现看起来皱皱的细长型痕迹，这些痕迹刚开始为红色，微微凸起，慢慢地，颜色会由红色转为紫色，而产后再转为银白色，形成凹陷的疤痕。

妊娠斑的形成则是由于孕期脑垂体分泌的促黑色素细胞激素增加，加上大量孕激素、雌激素，致使皮肤中的黑色素细胞增多，属于妊娠期生理性变化，不必担心，也不需要治疗。日光照射可使妊娠斑加重，因此夏日外出应戴遮阳帽，避免阳光直射面部。产后数月，皮肤上的色素沉着颜色变浅，并逐渐消失；亦偶有面部的妊娠斑消退不全而遗留淡淡的茶色痕迹。

妊娠纹重在预防

对于很多孕妈妈来说，妊娠纹一旦出现后，并不会随时间推移而慢慢消失，而是终身相伴，并且长有妊娠纹的肌肤常伴有牵扯感或轻微痒，容易出现松弛、褶皱、下坠、脂肪堆积，严重影响了孕妈妈产后的皮肤形态和美感。所以，对于孕妈妈来说，预防妊娠纹才是关键。那么怎样预防妊娠纹呢？

建议孕妈妈从孕中期开始使用托腹带。托腹带能很好的减轻对肚皮的拉扯程度，帮助预防妊娠纹。要留意的是，孕期最后一个月就不要使用了，以免影响宝宝入盆。

在怀孕前半年就要开始锻炼自己的腹部。多做腹部运动，拉扯腹部的皮肤与肌肉。假如你的腹部事先没有经过锻炼，就没什么柔韧性，更容易长妊娠纹。

按摩是减少妊娠纹的好法宝

除了上面的预防方法外，按摩也是减少妊娠纹的好法宝。这里就推荐一些减少腰腹部妊娠纹的按摩法。

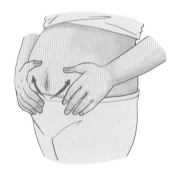

1 拇指分开，四指并拢，双手分别放于肚脐两侧，以肚脐为中心开始向外推，到肚皮两侧停止，重复 10 次。

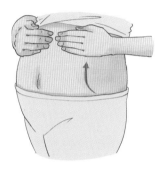

2 双手托住肚皮下方，由下腰往上按摩至乳房下方，重复 10 次。

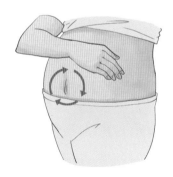

3 以顺时针方向，在肚脐四周画圈按摩 10 次。

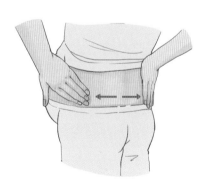

4 双手托住后腰脊椎两侧，由内往外按摩 10 次。

No.20　远离水肿这样做

怀孕之后，很多孕妈妈会出现水肿的情况。虽说并不是什么很严重的问题，但是水肿也会影响到孕妈妈的外形并带来行动不便，本节就教你如何应对水肿。

孕期为什么会出现水肿

据统计，约有75%的孕妈妈在怀孕期间或多或少会有水肿的情况发生，且在怀孕7~8个月后，症状会更加明显，这主要是由于子宫越来越大，压迫到下腔静脉，造成血液循环回流不畅而引起的。孕妈妈久站或久坐后也可能发生下肢水肿，一般多发生在脚踝或膝盖以下处，通常这是正常的生理现象，一般经卧床休息后即能消退。

如果孕妈妈体内的液体过多，也容易导致水肿症状。一般情况下，脚部或脚踝等部位容易水肿。在妊娠后期或天气酷热，以及患有静脉瘤的孕妈妈更容易出现水肿症状。

如果体重增加，通常也会伴随着水肿的状况。指压腿部下方20秒，如果留下按压痕迹，就说明患有水肿症状。由于重力的作用，大量的体液聚集到下肢，因此脚部容易浮肿，此外脸部、手部和上身也会出现不同程度的水肿症状。

在怀孕的过程中，孕妈妈普遍会出现不同程度的水肿现象。如果睡眠和饮食状况良好，一般水肿的程度较轻，孕妈妈可以通过日常生活的调整和休养得以改善，不需要就医，也不必过于在意；如果水肿的程度较为严重，比如经过6小时以上的休息后，水肿仍然无法消退，且伴随心悸、气短、四肢无力、尿少等不适症状，就要考虑是否患上了妊娠高血压综合征、营养不良、贫血或妊娠心脏病等病症，应及时去医院进行检查和治疗。

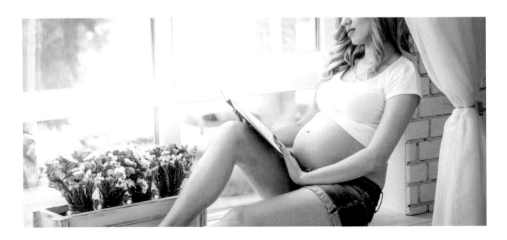

几个小窍门帮你远离水肿

治疗水肿的方法很简单，尽量抬高水肿的腿部，或者平躺在床上，能有效缓解水肿。即便是上班族孕妈妈，也不要久坐或久站，以免加重水肿。这里再推荐几个生活中很实用的小窍门，帮助孕妈妈远离水肿。

调整工作和生活的节奏

孕妈妈要保证充足的休息和睡眠时间，不能过于紧张和劳累。吃完每餐饭后可休息半小时，如果上班地点没有条件躺下休息，可以在午饭后将腿抬高放在椅子上，采取半坐卧位休息一会儿。下午宜休息 2 小时，每晚保证睡眠时间。

不要久坐或久站

在日常工作中可以采取下面的办法减轻水肿：坐着工作时间比较长的孕妈妈，可以在脚下垫个矮凳。工作间隙时要适当走动，以增加下肢血液流动。午休时间躺着休息时，尽量平躺或左侧卧。平常坐着时，不要跷二郎腿，要常常伸展腿部及小腿肌肉，动动脚跟、脚趾、旋转脚踝关节等。

穿着舒适的鞋子和袜子

不要穿会压迫到脚踝及小腿的过紧的袜子，以免影响血液回流。如想穿可以预防和治疗水肿的弹性袜时，应选择高腰式，并在早晨醒来离开床之前先穿好。给自己选一双好鞋，尽量选择柔软、天然材质的软皮或布鞋，样式要穿起来舒适。在家里的时候，孕妈妈不妨穿大 2 码的拖鞋，这既方便孕妈妈活动，又能够很好的减轻脚的疲劳。合成革或不透气的劣质旅游鞋，沉重而且不舒服，会使浮肿加重，而且增大跌跤的可能性，所以孕妈妈们不要选择此类鞋。还要注意的是，孕妈妈也不要穿太紧的衣物，尽量穿纯棉舒适的衣物。

适当泡泡脚

泡脚可以加速血液循环，放松脚部。孕妈妈在睡前可以用温水泡泡脚，能有效减轻水肿。注意泡脚时水不宜过烫，时间以 10 分钟左右为好。

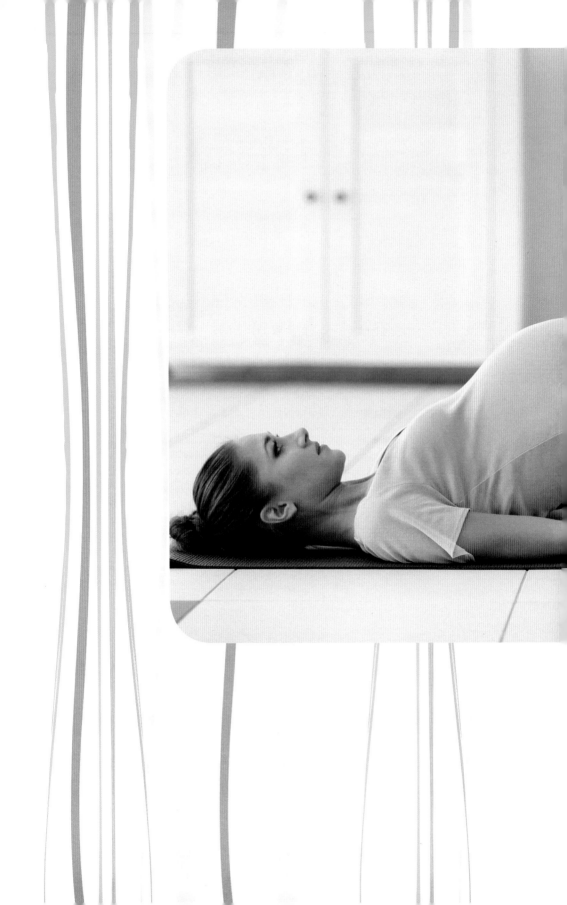

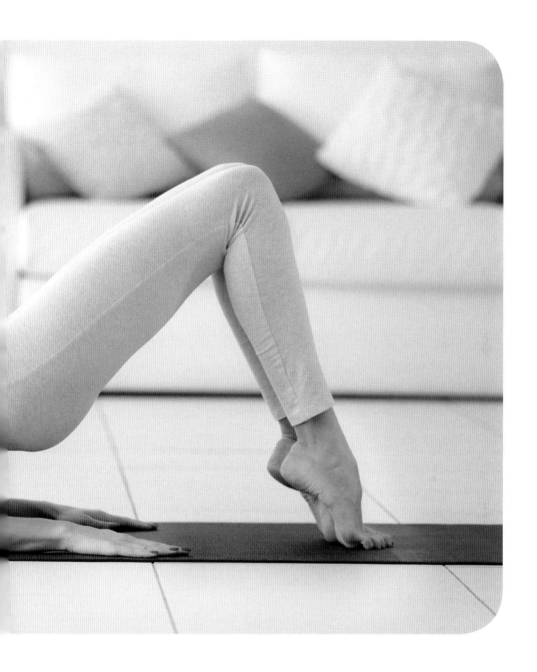

Chapter 4　快乐"孕"动篇

　　也许很多孕妈妈都知道孕前 3 个月不能剧烈运动，以防流产，但这并不代表怀孕就要告别运动了。到了孕中、后期，科学合理的运动不仅能帮助孕妈妈减轻多种孕期不适，还能合理控制体重，达到养胎瘦孕的双重功效，快来一起"孕"动吧！

No.21 怀孕了也要坚持运动

适当的运动能保障母婴健康，可运动到底对孕妈妈有哪些好处呢？哪些运动更适合孕妈妈呢？不同时期的运动有什么不一样？下面我们来一一解答。

运动对孕妈妈的好处

俗话说，生命在于运动，对于一般人来说，运动就有很多好处，而对于孕妈妈来说，好处自然更多，具体来说有以下几点：

○ 强身健体

虽然孕期运动是否可以促进宝宝成长，目前还存在争议，但就像非孕期运动有利于强身健体一样，孕期运动同样能帮助孕妈妈增强体力、增进健康。

○ 控制体重

适当的运动能消耗身体的热量，让本身处在孕期营养状态良好的孕妈妈不将多余的热量转化成多余的脂肪，孕期运动还有助于产后尽早恢复、重塑身材。

○ 改善便秘

由于孕期激素作用，以及子宫增大阻碍肠道运动，大约 1/3 的孕妈妈会发生不同程度的便秘。孕期通过适量的运动，可以有效预防和治疗便秘。

○ 帮助睡眠

运动能调节体内的激素分泌，可以减少影响孕妈妈睡眠的不利因素，调节身心，让孕妈妈更容易入睡，而且睡得更香。

○ 减轻浮肿

孕中后期，孕妈妈会出现手肿、脚肿的情况，适当的运动能增进体内血液循环及新陈代谢，从而减轻孕期水肿。

○ 预防血栓

孕期血液处于高凝状态，长期卧床容易形成下肢深静脉血栓，甚至发生肺栓塞危及孕妈妈的生命，适量运动有利于促进血液循环，从而减少血栓形成的风险。

○ 调节骨盆

适当运动不仅能平衡不断增大的腹部并保持良好的体态，还有助于分娩前打开骨盆。这对于缓解生产过程中的痛楚和不适大有帮助，可以缩短产程。

不同孕期的运动方案

因为在不同的孕期孕妈妈有不同的身体变化，给孕妈妈安排运动时一定要结合孕期考虑，否则会造成不可挽回的后果。

孕早期运动宜"慢"

孕早期，刚刚着床的胚胎还不是很稳定，因此，在早孕时不应提倡运动，怎么舒服怎么做。不要剧烈运动，否则会发生流产。

一般来说，孕早期可以散步作为主要的运动，既安全，又能在一定程度上锻炼身体。每天在空气清新的环境中散步 15 ～ 20 分钟对胎儿也有极大的好处。因为散步的活动强度不大，可以一直贯穿整个孕期。

值得注意的是，适当的体力劳动要掌握在不累、不搬重东西、振动较小、不压迫腹部的范围内。这样不仅锻炼了身体，还可以调剂生活。

孕中期运动宜"轻"

孕中期，胎儿已经处于稳定的生长状态，此时是比较适合孕妈妈运动的时期，孕妈妈可以相较孕早期增加一些运动。但怀孕期间的生理改变会导致其韧带松弛，因此，孕妈妈进行伸展运动时，要注意适度，运动要尽量轻缓，切不可按照怀孕前的习惯去运动。

需要注意的是，这个阶段的运动量应随孕期增长而逐渐减少，毕竟肚子越来越大，很多动作做起来越来越不方便了，而且运动的时间要越来越短，动作要越来越轻柔，同时也应避免强烈的腹部运动。

孕晚期运动宜"缓"

孕晚期，胎儿已经很大了，此时，孕妈妈不宜再做活动量大的运动，以免导致胎儿早产。

临近预产期的孕妈妈，体重增加，身体负担很重，背部及腰部的肌肉常处于紧张的状态，运动时一定要注意安全，应以舒缓和活动筋骨为主，动作宜缓，还要注意不能过于疲劳。

No.22　瑜伽，是孕期好运动

孕妈妈瑜伽以哈他瑜伽的规则为基础，结合现代医学中有关怀孕和分娩的专业知识，精心挑选了有益孕妈妈身体健康且安全的练习姿势，帮助孕妈妈顺利度过孕产期。

瑜伽的神奇安胎功效

在生理上，瑜伽可以帮助孕妈妈适应身体的变化，缓和及排除一些不适感，避免怀孕对身体造成长期的折磨；在情感上，瑜伽中的呼吸练习、放松功法和日常冥想练习为孕妈妈提供了一个自我体会情感过山车和重新调节精神平衡的契机，也有助于孕妈妈同腹中胎儿的心灵沟通，对于消除恐惧、压力和焦虑作用显著，有神奇的安胎功效。

孕期做瑜伽的注意事项

孕妈妈瑜伽有诸多好处，但对于孕妈妈来说，因为身体情况特殊，在练习时要注意一定的方式和要点，这样才能达到良好的锻炼效果，并避免运动伤害的发生。

孕妇瑜伽因人而异

孕妈妈瑜伽虽然好处较多，但在你决定做瑜伽之前，应先咨询你的产检医生，并遵从医生的建议。一般，有习惯性流产史或早产史；胎动异常；患有心血管疾病或有呼吸系统疾病；怀孕期间出现腹部痉挛绞痛，下体点滴性出血或大量出血现象；怀有双胞胎或多胞胎；胎盘前置；宫颈关闭不全等情况的孕妈妈通常不宜运动，或者等症状消失后再运动。

如果医生同意你练习孕妈妈瑜伽，你也需要时刻关注身体的反应。如果你感到明显的胸部疼痛、羊水渗漏、特别渴或尿频、体重增长过快或者持续背疼，应该立即停止练习，并咨询医生。

练习瑜伽最好在孕 3 个月后

一般来说，怀孕前一直有练瑜伽习惯的孕妈妈，怀孕期间均可继续练习，但分娩之前一个星期要休息下来，改为练习简单的动作及瑜伽呼吸法。不过，对于没有瑜伽基础的孕妈妈来说，孕期的前 3 个月，由于胎儿胎位不稳，这个时期的孕妈妈需要静养，不要做运动，可以慢慢散步，防止剧烈运动导致流产。

怀孕 3 ~ 7 个月时，胎儿各方面发育已经比较稳定，孕妈妈可以通过做一些比较简单、安全的瑜伽动作来放松身心。在做瑜伽运动的时候如果有任何的不适，都要立刻停止，及时就医，以孕妈妈和胎儿的安全为重。

选择安全、适宜的动作

瑜伽中的动作非常多，对于孕妈妈而言，必须从中选择适宜的动作，才不会发生运动伤害。在整个孕期，孕妈妈可以练习不同的瑜伽姿势，但不论选择何种姿势都要因人而异，与个人的身体状况相协调。练习时如有不适感，要马上请教瑜伽教练调整，切不可盲目跟风练习。

以自感舒适为练习强度

在运动锻炼中，强度太小起不到锻炼的作用，强度太大又会使身体过于劳累甚至带来危险，尤其是对孕妈妈来说，把握合适的运动强度，才能达到锻炼的效果，并避免运动伤害的出现。孕妈妈应该如何判断自己的运动强度是否适宜呢？

一般建议，孕妈妈练习瑜伽的频率为每周 2 ~ 3 次，每次运动 15 ~ 30 分钟，以自己身体舒适为宜。

循序渐进，慢加量

如果孕妈妈没有流产史，身体状况良好，就可以进行一些轻柔的有利于增强身体力量、提高肌肉柔韧性和张力的锻炼。但需要注意的是，不可突然加大运动量和延长运动时间，运动量的增加要随时请教瑜伽教练，并根据自己的身体情况量力而行，切不可盲目练习。

经典安胎瑜伽体式推荐

对于孕妈妈来说，孕期练习合适的瑜伽体式，能起到安抚胎儿的功效，对自身的多种不适也能起到良好的改善作用，下面推荐三个经典体式，供孕妈妈参考。

清理经络调息

清理经络调息，就是通过用左右鼻孔交替式呼吸的方法清理左右经脉，让生命之气畅通地流动。备孕期女性经常练习可以提高免疫力，预防各种呼吸道疾病，还能改善食欲，帮助营养的消化吸收。

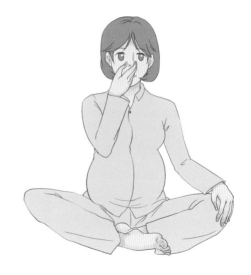

1 以舒适坐姿坐好，背部挺直，逐渐把注意力集中在呼吸上。伸出右手，弯曲食指和中指，大拇指和无名指抵于鼻翼两侧；大拇指压住右鼻孔，以左鼻孔吸气。

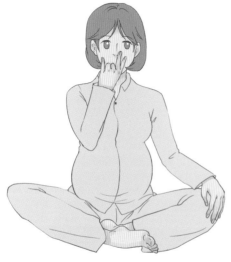

2 用无名指压住左鼻孔，以右鼻孔呼气；然后，以右鼻孔吸气，压住右鼻孔，以左鼻孔呼气。这是一个回合，可做 25 个回合。

仰卧束角式

仰卧束角式是一个放松的体式，可以缓解周身的疲劳。练习仰卧束角式，还能促进卵巢的血液循环，增强生殖功能，孕中期的孕妈妈可以经常练习。此外，对于产后预防子宫脱垂、减轻痔疮的疼痛也有益处。

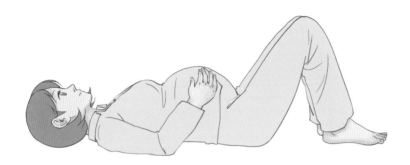

1 仰卧。弯曲膝盖，脚后跟靠近臀部，膝盖向上，两脚并拢。两手舒适置于下腹部。

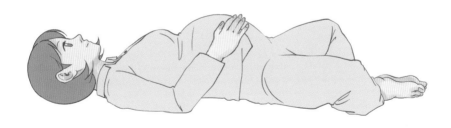

2 随着呼气，慢慢将两脚心相对，脚掌外侧立于地上。膝盖向两侧放下，靠近地面。腹股沟尽量打开。

简易蛇击式

　　孕妈妈选择顺产，无论对宝宝还是自身都是有益的，但是胎位不正会影响分娩过程，不过孕妈妈在孕32周之前，通过练习简易蛇击式能够帮助纠正胎位，辅助胎儿将臀部纠正为顺产式的头位。

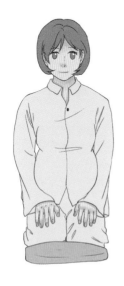

1 跪坐于叠好的薄毯上，腰背挺直，双手放于膝盖上方。

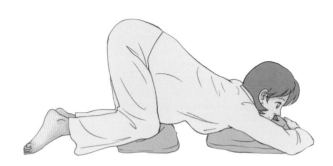

2 胸部下方垫一个枕头，随着呼气慢慢前送身体，胸部落在枕头上。保持3次均匀的呼吸。呼气，慢慢立起身体，回到起始姿势。

No.23 运动缓解孕期不适

孕期运动有很多保健良效，对于孕妈妈来说，若能通过科学合理的运动缓解孕期的多种不适症状，那是最好不过了，既健康又有效。

消除水肿这样做

孕期水肿是常见的不适症状，通常发生在孕28周以后，这个时候孕妈妈的子宫已经达到一定程度，容易压迫到静脉回流。孕妈妈可尝试着多做以下几个运动消除水肿。

骨盆拉伸运动

1 仰卧，颈部下方放一个软垫，双腿分开与肩同宽，脚后跟放在椅子上。双手平放在身体两侧，掌心向下。放松身体，闭上双眼，保持2~3次呼吸，让心态平和下来。

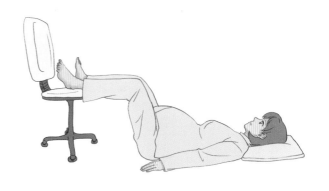

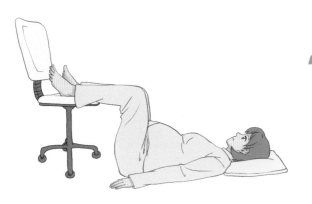

2 吸气，将后背慢慢拉回地板，腹部向外膨胀，骨盆底向内向上拉。呼气，拱起腰背部，腹部收缩，拉伸骨盆。保持均匀的呼吸，然后还原至初始姿势。

踮脚下蹲运动

1 找一把椅子，身体面朝椅子的后背站立，双手轻轻搭放在椅背上，两脚打开与肩膀同宽，两脚的脚后跟踮起，并保持脊柱的延伸和身体的平衡。

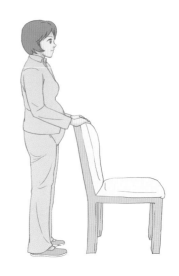

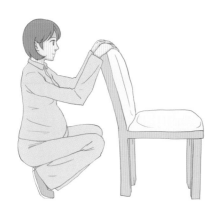

2 采取自然呼吸，呼气的时候，手扶着椅背，身体慢慢向下蹲，直到臀部坐在脚后跟上，并使两侧的大腿与地面保持平行，然后缓缓地站立起身，重复下蹲 2 ~ 3 次。

该运动能锻炼孕妈妈臀部和大腿的肌肉力量，增强人的平衡力，改善下肢静脉曲张，从而缓解或消除水肿。但如果孕妈妈膝盖有受伤的情况或者练习过程中感到不舒服，要停止练习，切不可勉强自己。

腰背疼痛多伸展

有时怀孕也是一件艰辛的事情，特别是到了孕后期，胎儿越发沉重，孕妈妈此时多会伴随腰、背痛等不适，严重的还会影响正常的生活。其实，要想缓解腰背疼痛，孕妈妈只要多伸展，并在日常生活中多加练习就好了。

骨盆拉伸运动

1 找一把椅子，身体面朝椅子的后背站立，双手轻轻搭放在椅背上，两脚打开与肩膀同宽，保持脚板内侧平行，脚尖朝向正前方。

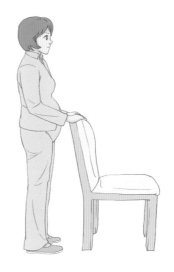

2 自然呼吸，随着呼气，缓缓将上半身向下，从髋部开始折叠，双脚慢慢向后退，适度延长身体与椅子的距离，使双手伸直，头部放松，直到上半身与下半身呈"L"型。

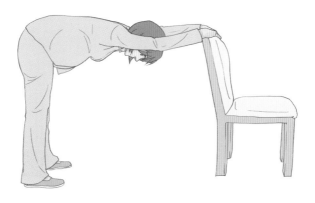

散步改善头晕、疲倦

　　散步是一项有利于孕妈妈和胎儿健康的有氧运动，也是大多数孕妈妈在孕期经常做的运动之一。其运动量适中，强度不大，在缓解孕期不适方面，它能锻炼人的心肺功能，促进周身的血液循环，改善孕期因为心肺功能不佳产生的头晕、疲倦或易喘等现象。有运动专家指出，每天坚持散步30分钟，能有效增强人体肌肉的摄氧能力，提高肌肉效能的同时也会相应减轻心脏的负荷，从而缓解孕期压力。此外，孕期适量散步还能促进胎儿各种器官健康发育，增加孕妈妈盆腔收缩功能，从而帮助顺利分娩。

　　由于孕妈妈是一个特殊的群体，因此，在进行运动时要注意以下细节，这样才能达到既锻炼身体又安全养胎的目的。

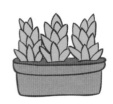

　　○　选择风和日丽的天气，避免在雾、雨、风及天气骤变等情况下外出，以免感冒。

　　○　选择环境优美、空气清新的环境散步，有利于呼吸新鲜的空气。

　　○　选择平坦、宽阔的道路散步，切忌选择上坡路，以免增大腹部的压力。

　　○　在散步时要穿宽松舒适的衣服和鞋子，衣着合适能让孕妈妈运动时更舒服。

　　○　散步时要保持正确的姿势，挺起胸部，注视前方，步伐不用太大，速度适中即可。

　　○　散步时要保持愉悦的心情和清晰的头脑，有利于消除大脑疲劳。

　　○　可以邀请丈夫或其他亲友陪同，一起聊天、散心，也能减少发生意外的可能性。

　　○　散步的运动频率以每次30分钟左右，每周1～2次为宜，不可勉强自己。

　　○　散步的运动强度主要根据自身状况来决定，不要使自己产生明显的疲劳感即可。

远离孕期便秘

孕期便秘时有发生，除了饮食不当、孕激素的影响以及胎儿生长发育压迫腹部之外，孕妈妈在孕期缺乏运动，也会导致便秘。要想远离便秘，孕妈妈不妨试着每天练习以下这几个动作，或许会有帮助。

侧卧扭转

平躺在床上，双腿弯曲，双脚打开与髋部同宽，脚掌贴地。吸气，双臂平展于肩成一条直线，掌心向下。呼气，双腿倒向右侧，头转向左侧，尽量保持双肩贴地，腹部轻微扭转，保持 3 ~ 5 秒后，换另一侧练习。

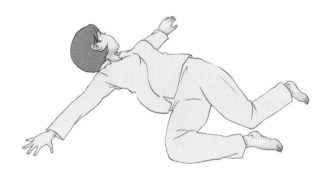

三角侧伸展

站立在地面上，双脚打开一条腿长的距离，右脚尖朝右，左脚尖稍微内转，保持髋部朝正前方，吸气，双臂向两侧平展，呼气，右手向下放到脚掌外侧，左手指向上方，眼睛注视左手的方向。保持 3 ~ 5 秒后，换另一侧练习。

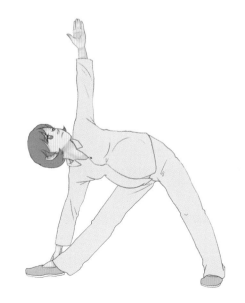

No.24　有助于分娩的运动推荐

合适的运动能减轻孕妈妈的产痛，帮助顺利分娩，所以，从现在开始就制定一份有助于分娩的孕期运动计划吧！

瑜伽呼吸法，缓解分娩前的焦虑

在瑜伽中，呼吸方法至关重要，只有呼吸和体式相互配合，才能发挥瑜伽的更好功效。而对于孕妈妈来说，通过练习不同的呼吸法，还能缓解产前焦虑，一举多得。

腹式呼吸法

腹式呼吸法就是利用腹部肌肉来进行呼吸，是孕妈妈常用的一种呼吸方式。一次吸气、呼气和屏气为一个调息周期。通过这种方式对吸入的气体进行控制，能使膜状肌更为有力，让呼吸的时间和周期变得深长而有规律。孕妈妈练习腹式呼吸法，借助腹部肌肉的收放，能够按摩内脏并增强腹部的弹性。

选择一种舒适坐姿，挺直腰背，放松颈部、肩部和胸部，下颌微收，闭上眼睛，一手轻轻搭放在腹部。吸气时，用鼻子把新鲜的空气缓慢深长地吸入肺的底部，随着吸气量的加深，胸部和腹部之间的横膈膜就下降，腹内脏器官下移，小腹会像气球一样慢慢鼓起。呼气时，腹部向内、朝脊椎方向收紧，横膈膜自然而然地升起，把肺内的浊气完全排出体外，内脏器官回复原位。

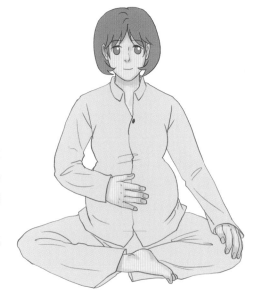

胸式呼吸法

胸式呼吸单靠肋骨的侧向扩张来吸气，用肋间外肌上举肋骨以扩大胸廓，是一种能使头部清晰，身体活性化的呼吸法。从两鼻孔中有力而短促的呼出气体，就如从蒸汽机里发出声音一样，自然地吸气，以1秒1次来呼气。

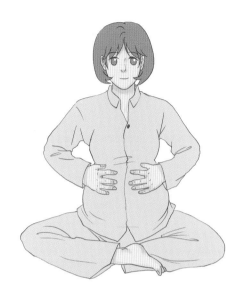

先选择一种舒适的瑜伽坐姿，腰背挺直。将手轻轻搭放在肋骨上，两鼻孔慢慢吸气，同时双手感觉肋骨向外扩张并提升，但不要让腹部扩张。再缓缓地呼气，把肺内浊气排出体外，肋骨向内收并下沉。

完全式呼吸法

完全式呼吸法是瑜伽调息及相对应收束法的基础，一般把它的练习放在腹式呼吸和胸式呼吸之后。在做完全式呼吸时，整个肺部参与呼吸运动，腹部、胸部乃至全身都能够感受到起伏。完全式呼吸法能够把更多的新鲜氧气供应给血液，增强心脏功能，缓解内脏压力，调节内分泌失调。此外还能够让孕妈妈吸入更多的氧气，增加肺活量，有效地缓解疲劳。

选择仰卧位，左手搭放在胸部，右手搭放在上腹部。轻轻吸气时，首先把空气吸入肺的底部，使腹部区域胀起。继续吸气，将气体慢慢填满胸腔。呼气，按相反的顺序，先放松胸部，然后放松腹部，尽量把气吐尽，再有意识地使腹肌向内收紧，并温和地收缩肺部。

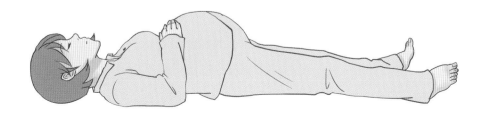

简单的分娩健身操

自然分娩是健康的孕妈妈比较好的选择，在孕晚期做一些有助于分娩的健身操，将对顺利生产有不小的帮助。下面就让我们一起来练习一下吧。

1 俯卧，双膝跪在床上分开约30厘米宽，大腿与床面垂直，手肘弯曲，双手掌置于地面平贴头部左右两侧，肩部与胸部尽量贴床，腰部挺直，臀部抬高，维持此姿势2分钟。

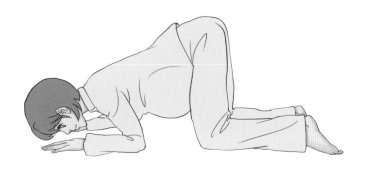

2 坐姿，保持后背腰部挺直，两脚掌合上，双手分别放于两侧脚背，将足跟向内侧拉，同时缓慢降低两膝。如果比较难完成这个姿势，可以靠着墙来支撑后背，或者是在大腿底下放上垫子，但记住一定要保持后背笔直。

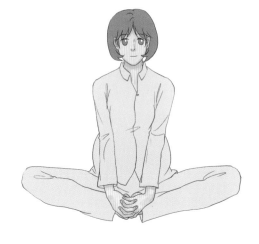

3 站立，两腿分开比肩部稍宽些，脚趾朝外。双臂由内侧向上抬起，收紧骨盆，屈膝的同时保持身体正直，双臂缓慢在身体前面放下，当屈膝到最低位置时，双手交叉。缓慢伸直膝盖，双臂在上方打开，放下双臂。重复此动作6次。

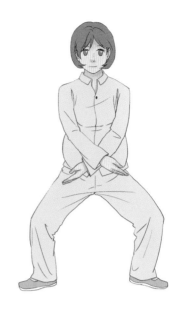

爬行运动，增强腹肌力量

孕妈妈可以将爬行运动当做孕晚期的锻炼方式。所谓的爬行运动就是运用双上肢和双下肢着地，模仿动物爬行的一种新的健身方法。此运动可以用来缓解腰肌劳损、下肢静脉曲张等孕晚期容易出现的不适，还能增强腹肌力量，预防难产的发生。

注意事项

○　爬行前，要先活动一下四肢，特别是肘关节、腕关节、膝关节、踝关节等。

○　开始爬行时，不要着急，让身体有一个适应过程。注意双手的应用，不要把重量都压在膝关节上。爬行中，要抬头四处张望，让颈部也得到活动。爬速宜慢，爬幅宜小。每天锻炼1~3次，每次10~20分钟。

○　爬行时宜穿一些宽松、舒适的衣物，可以给膝盖戴上护膝。

○　患有严重心脏病、脑血管病、肾炎、高血压、血液病等病症的孕妈妈，不宜采用爬行运动。

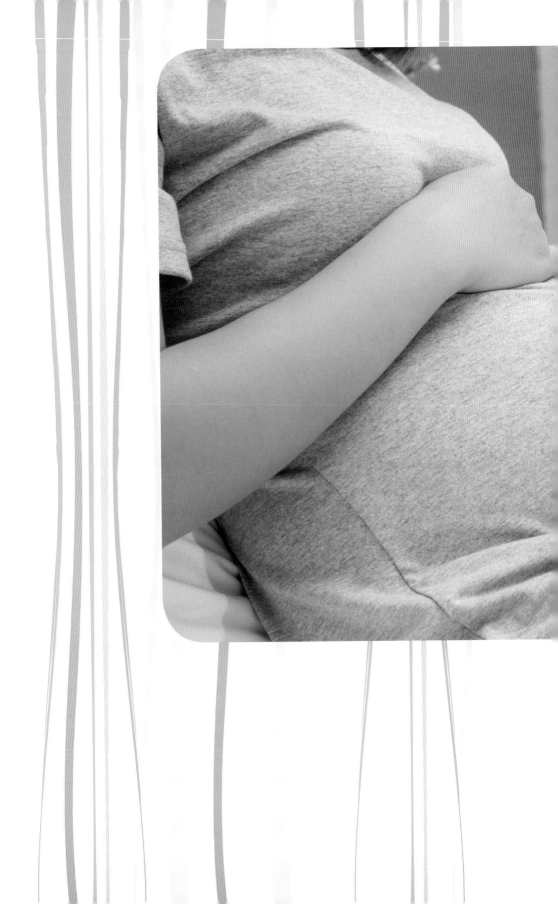

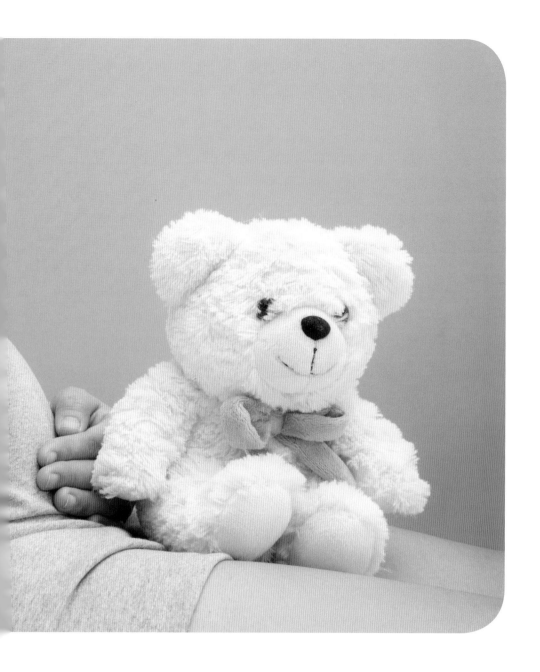

Chapter 5 居家细则篇

　　良好的环境是孕育健康宝宝的重要条件之一，在整个孕期，孕妈妈要注意打造优良的子宫环境，给胎儿发育和成长。同时身体所处的外在环境也不容忽视。在整个居家环境中，有哪些该做的，哪些不该做的，孕妈妈一定要心中有数才行。

No.25　孕中期开始选购孕妇装

孕中期，孕妈妈开始显怀，孕前穿的衣服这时已经无法穿下，即使能穿下也可能会影响到肚子里的胎儿。因此，孕妈妈要开始为自己选购合适的孕妇装。

孕妇装的选择

孕妇装的选择主要以使孕妈妈感到舒适、不会伤害到胎儿为主，要避免穿短裙、紧身衣等衣服，而要选择宽松的。孕妈妈从里到外都应该选择合适的衣服，而不仅仅是选择外衣。

外衣的选择

孕妈妈的上衣应选择长而宽松款式的，不要选择收腰款式的，长度也要能遮住臀部。这样的孕妇服可以轻松遮住变大的腹部，也会让孕妈妈感到舒适。裙子和外衣在设计上也应该是前面比后面长，当肚子变得更大时，衣服才不会向前牵拉，使下缘出现褶皱以及使背部难看。面料上，应该选择富有弹性、吸汗性较好的棉质布料，这样的面料更利于孕妈妈的血液循环。

乳罩的选择

怀孕后，孕妈妈的乳房会变大，胸肌会渐渐没有办法支撑丰满的乳房，因此需要选择合适的乳罩来支托乳房。孕妈妈需要购买支托作用良好，且不会挤压到乳房的乳罩，还应根据乳房大小的变化更换乳罩。选择乳罩时，应选用可调节的宽肩带，这样当乳房增大后肩带就不会挤压到皮肤了。面料宜选用透气性好的棉织品，不要选择带钢圈的，以免挤压到敏感的乳房组织，如果能选择调节大小的乳罩就更好了。

内裤的选择

怀孕期间，孕妈妈抵抗病毒的能力较弱，在购买内裤时，宜选择透气性较好的纯棉内裤，而且内裤不能太紧，要让皮肤能够自由呼吸。

怀孕后穿鞋有讲究

怀孕后由于全身吸收的液体会有一部分存留在脚腕和脚上，以及增加的体重会对脚部构成压力等原因，脚趾或脚掌部位会出现不同程度的浮肿现象，孕前的鞋子在这时可能会不合脚了。如果鞋不合脚，就可能造成孕妈妈重心不稳，甚至容易感到疲惫，因此，孕妈妈需要重新选择适合孕期穿的鞋子。

不要穿高跟鞋

高跟鞋容易让人保持向后仰的姿势，加上怀孕后人本来就容易后仰，如果穿高跟鞋不仅不安全，还会增加背部肌肉的压力，导致背痛。孕妈妈宜选择宽跟和矮跟的鞋子，鞋子可以稍微带有一点点跟，这样的鞋子对膝盖和背部不会产生损伤。

避免穿系鞋带的鞋

孕妈妈肚子逐渐增大后，弯腰极为不便，而且容易伤到腰部和腹中胎儿。因此，要尽量减少弯腰的动作，系鞋带的鞋需要孕妈妈做弯腰的动作，所以不适宜在孕期穿。

鞋面材质要柔软

孕妈妈走动时，如果鞋面材质过硬，容易使脚部有损伤，所以要选择柔软材质的鞋。鞋的内衬也应该选择羊皮或棉布等较软材质的，这样不仅有利于吸汗，也便于孕妈妈活动。

鞋底要防滑

孕妈妈容易重心不稳，加上肚子越来越大，视线会受到影响，如果走路时不小心，很容易滑倒。因此孕期的鞋子，底部一定要具有防滑功能，以减少意外的发生。

多备几双鞋

孕妈妈可多备几双鞋子交替着穿，可以隔一天换一双，然后将换下来的鞋晾干，防止细菌滋生。选择鞋时也应该选择比平时大一码的，这样可以避免鞋太紧，造成脚部不适。

防辐射服，要还是不要

能量高的辐射会穿透人体，破坏人体内部组织，产生辐射生物效应，造成不同程度的伤害。现代生活中，孕妈妈接触的很多物品都有不同程度的辐射，如手机、电脑、复印机、微波炉等。如果长期受到辐射影响，可能会对胎儿的发育造成不良影响。孕妈妈需要根据自己生活和工作的环境来决定是否要购买防辐射服。如果孕妈妈在工作中需要长时间面对电脑和其他有辐射的物品，则要穿防辐射服，如果平时很少接触具有辐射的物品，则可以不穿。有些孕妈妈因为担心辐射影响胎儿健康，所以随时随地都穿上防辐射服，其实大可不必这样做，回到家后就可以脱掉防辐射服了。

孕妈妈还需要根据生活或工作中辐射的强度来选择防辐射服。如果处于辐射稍强的环境中，孕妈妈可以穿马夹式的防辐射服；如果环境中的辐射较弱，可以选择肚兜式的。孕妈妈可以选择尺码大一点或者可以调节大小的防辐射服，这样可以在整个孕期都穿，也可以在防辐射服外面包裹一层布，以减少防辐射服的脏污和损坏。

为了减轻辐射对胎儿的伤害，孕妈妈穿上防辐射后也应该注意以下几点：

○ 看电视时，至少要与电视机保持 1 米以上的距离。

○ 使用微波炉时，要远离微波炉至少 2 米以上的距离。

○ 使用复印机时，与机器至少保持 30 厘米的距离。

○ 工作时不要离电脑太近，工作一段时间后应休息一下再面对电脑工作。

远离首饰

怀孕期间，孕妈妈由于体重增加、新陈代谢改变，以及可能会产生水肿等原因，所以不宜佩戴首饰。如果继续佩戴首饰可能会造成身体某个部位的不适，有些劣质的首饰

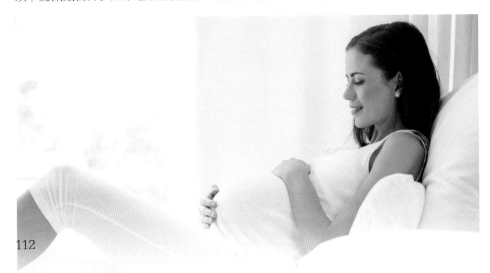

还会对孕妈妈和胎儿造成伤害。

在怀孕初期，孕妈妈就应该将首饰取下来，以免到孕中晚期后，因身体肿胀而难以取下。如果孕妈妈坚持要戴某些较为安全的首饰，也要在怀孕初期就调整好型号。平时喜欢佩戴首饰的孕妈妈，在孕期一定要记住以下首饰不能戴。

戒指

结婚后，不少孕妈妈有带戒指的习惯，但由于戒指的圈型一般是固定的，怀孕后，随着体重的增加，手指会变粗，戒指会越带越紧，容易影响肢体的血液循环。到了孕中期以后，如果孕妈妈身体产生水肿，没有及时摘下的戒指不仅会影响血液循环，对皮肤造成损伤，还会给孕妈妈生产时带来不小的麻烦。

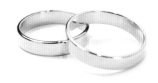

项链

一般来说，项链长期佩戴要经常进行清洗才能保持洁净，否则容易滋生细菌和造成皮肤过敏，孕妈妈的抵抗力变弱，尤其要注意在夏天到来之前不妨将项链取下，因为夏季怀孕，汗液会增多，项链上的细菌也会增多，会对自身和胎儿造成一些不必要的伤害。

手镯

孕期佩戴手镯，也容易出现和戒指一样的问题。当孕妈妈手臂因体重增加而变粗后，就会出现手镯勒住手腕而无法取下的情况，也会阻碍血液循环。如果没有及时取下来，待产时也可能会造成一些不必要的麻烦，所以怀孕后孕妈妈应尽快取下。

含有害物质的其他首饰

孕妈妈夏天会经常出汗，有些金属首饰中含有的镍等物质会溶于汗水中，渗入皮肤，容易引起皮肤感染。还有一些首饰的制作材料含有稀有金属质地，其中的矿物质、杂质等可能会存在辐射，虽然经过一定的加工处理，对人体伤害极小，但在敏感的孕期，孕妈妈还是不要佩戴为好，以防万一。

No.26　孕期睡眠很重要

怀孕后孕妈妈需要更多的休息时间，睡眠不足不仅会影响食欲和情绪等，还会增加患妊娠糖尿病的危险。孕妈妈可以通过调整睡姿及睡眠习惯等来保证每日都有充足的睡眠时间。

选择良好的睡眠姿势

胎儿在孕妈妈肚子里一天天长大，孕妈妈的子宫也会变得越来越大，错误的睡眠姿势容易使子宫压迫到其他器官，从而影响睡眠质量。睡眠姿势不当，还可能会在睡眠期间不小心挤压到腹部，影响胎儿发育。因此，孕妈妈需要调整睡眠姿势，以改善睡眠质量。

宜采取左侧卧位睡姿

子宫是一个右旋的器官，不断增大后，对右侧输尿管的压迫会加重，情况严重的会导致尿液逆流的现象出现。因此，孕期的睡姿应采取左侧卧位，这样可以减轻子宫对右侧输尿管的压迫，减少夜间小便的次数，也可以改善子宫右旋，减轻子宫血管张力对主动脉等部位的压迫，维持正常子宫动脉的血流量，保证胎盘的血液供给，避免胎儿出现缺氧的情况。左侧卧位姿势还可以帮助胃容物停留在胃里，减轻反流，让右侧的肝脏免受压迫。

采取左侧卧位时，孕妈妈可在两膝之间和下背部各垫上一个枕头，可以购买孕妈妈专用枕头，还可以垫一块海绵垫在腹部下面，也可以使用托腹带，这样可以使孕妈妈入睡更舒适。如果半夜醒来发现睡姿不当，应及时调整。

不宜采取仰卧位睡姿

仰卧位睡姿容易导致孕妈妈在睡眠过程中产生呼吸不畅，并由此引发打鼾，甚至是呼吸暂停。到了孕晚期，采取仰卧位睡姿还会导致子宫压迫位于子宫与脊柱之间的血管，从而阻碍血液循环，增加背部压力以及加重腿部浮肿和痔疮等症状。

规律作息不熬夜

孕妈妈应该制定规律的作息时间，睡眠时间要符合人体的激素周期，身体疲惫了就应该休息。规律作息要求孕妈妈每天按时起床，按时睡觉，每天至少要保证8个小时以上的睡眠时间，并按时吃一日三餐。

为了养成有规律的作息时间，孕妈妈应该调整白天和夜间的活动。在白天尽量把压力降低，防止情绪波动较大，少发脾气，以免将不良情绪延续至夜间，影响睡眠。平时可以学习一些保持心情平静和放松的方法，睡前可以采取听音乐、阅读等方式来平静心情，促进睡眠。晚餐不要吃得太饱，以免不消化而对睡眠不利。

不少孕妈妈在孕前有熬夜的习惯，但孕后一定要改掉这个不良习惯。睡眠是比较好的休息方式，熬夜容易造成内分泌紊乱，使生物钟颠倒，影响身体新陈代谢，不利于自身的健康，还会使分泌生长激素的垂体前叶功能发生紊乱，影响胎儿的生长发育。熬夜也会使孕妈妈睡眠不足，从而引起大脑疲劳，产生头痛、失眠、烦躁等不适。有些孕妈妈熬夜后，会在白天睡很长时间，不仅不吃早餐，影响营养的摄入，还会导致白天激素上不去，晚上激素下不来，长此以往，容易造成白天疲劳，晚上无法入睡的情况发生。熬夜对身体伤害很大，孕妈妈应做到早起早睡。

午觉一定要睡

孕期，孕妈妈的睡眠时间要比孕前要长，如果每天能够午休一段时间，可以使身体得到更好的休息，对身心都是有益的。

睡午觉的好处

○　如果孕妈妈夜间的睡眠质量较差，那么午睡就显得尤为重要，因为午睡可以补充睡眠，使孕妈妈体内激素分泌更加平衡，还能减少能量消耗，防止疲劳。

○　午睡过后，孕妈妈下午的精神状态会更好，心情也会更好。午睡可以让孕妈妈暂时忘记烦恼，是减轻孕期压力的好办法。对于还在工作的孕妈妈来说，午睡也能提高工作效率。

○　午睡时，孕妈妈脑部的脑下垂体同样可以分泌出生长激素，从而促进胎儿的生长发育。

午睡时间要适中

孕妈妈午睡的时间应控制在 2 小时以内，时间太短，突然醒来，脑部会出现供血不足，往往会感到头痛和全身无力；时间太长，醒来后不仅精神不振，还会影响夜间的睡眠。每天午睡的时间应该固定下来，这样睡眠质量会更高。

午睡也要注意姿势

有些孕妈妈认为午睡时间短，随随便便睡下就行，殊不知，午睡姿势错误反而会让身体更难受。午睡的时候宜采取侧卧的方式睡觉，不要随意趴在桌子上睡，以免醒后出现大脑缺氧等情况。午睡时也要盖被子或者毛毯，以防着凉。

打造有利睡眠的环境

良好的睡眠质量跟睡眠环境关系密切，一个适合睡眠的环境可以帮助孕妈妈尽快入睡，并减少不安的情绪。打造良好的睡眠环境，可从灯光、声音、卧室颜色等方面来着手。

灯光不要太明亮

明亮的灯光会启动人体内的清醒激素，柔和的灯光则可以降低清醒激素，并使催眠激素升高。孕妈妈睡前应该开启卧室内较为柔和的灯具，一般落地灯、壁灯、小型的吊灯等灯光都较为合适。为了方便夜间起来小便，孕妈妈也可在床头安一盏起夜灯，这种灯光线很柔和，既可以达到照明的目的，又可防止明亮的灯光影响再次入睡。为了防止受亮光刺激，影响睡眠，睡前孕妈妈也不要看手机或电脑。

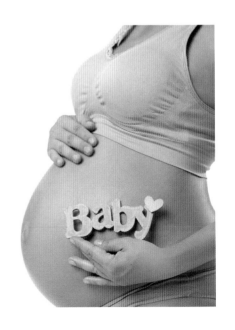

防止噪音

卧室环境是保证睡眠质量的重点，一定要保持安静，门窗的隔音效果一定要好。孕妈妈睡觉时本来就较为敏感，如果卧室的隔音效果太差，噪音就很容易进入，从而严重影响睡眠质量，久而久之，就容易出现失眠的症状。除了防止噪音外，还要注意降低室内空调等电器的噪音。

卧室颜色宜淡雅

卧室的颜色要给人以宁静的感觉，宜淡雅，而不宜浓烈。淡雅的色彩会让人感觉舒服，不会对视觉造成刺激，而浓烈的色彩容易让人产生兴奋和不安，不利于睡眠。

经常晒被子，杀菌除螨虫

睡觉时，被子和孕妈妈的皮肤直接接触，而被子中容易存留一些人体的皮屑、汗液等，如果连续 3 个月不晒，里面也会滋生几百万只螨虫，这些螨虫和细菌是导致孕妈妈生病的原因之一。平时要经常晒被子，孕期更要勤晒被褥，一般来说勤晒被子有如下好处：

○ 预防过敏性疾病产生

被子中的细菌是导致孕妈妈过敏的重要过敏原，可能会引发皮肤过敏、过敏性鼻炎和哮喘等过敏性疾病，而身体不适容易影响睡眠。阳光中的紫外线能有效杀菌，所以在天气晴朗时，孕妈妈应该让家人将被子拿出来晒晒消毒。

○ 祛湿防病

勤晒被子能够祛湿，保持被子干燥，防止生病。孕妈妈每晚睡觉时，都会排出不少汗水，皮肤也会分泌油脂，时间长后，被子就会变得潮湿，滋生细菌，对健康极为不利。经过曝晒后被子中的水汽会减少。

○ 增加保暖性

冬天晒被子还能使被子更加暖和。被子使用时间一长，其中的棉花就会变硬，保暖性也会降低，经过太阳曝晒后，棉花会变得更加松软、暖和。柔软、舒适的被窝会使孕妈妈睡得更踏实。

No.27   做家务要量力而行

怀孕后，孕妈妈可以适当做一些劳动强度不大的家务，在做的过程中只要稍加小心，不仅可锻炼、活动筋骨，还能增强体质，对自身和胎儿的健康也都有好处。

量力而行做家务，有益母子健康

孕妈妈在做家务时不可逞强，量力而行即可，不要过于追求完美，关键是要安全，有些家务活要避免去做，以免发生意外。在做家务活时，也应该注意以下问题：

○ 做饭

孕妈妈可以做饭，但是做饭的过程中要注意，不能将手直接浸入凉水中。为了避免腿部劳累或是腿部水肿，尽量不要长时间站立。肚子逐渐增大后，要避免灶台挤压到腹部，而且到孕晚期时，就不应该再做饭了。

○ 洗衣服

孕妈妈洗衣服时，要选择性质温和的洗衣液或者肥皂，不可直接用凉水洗，而应该用温水。每次洗衣服的量不要太多，宜清洗一些小件的衣服。洗衣服时应坐在椅子上洗，不可长时间站立，以免劳累。洗完衣服后，晾晒衣物时，不可做向上伸腰的动作，如果衣服需要凉在高处，应该请其他家人帮忙。

○ 超市采购

孕妈妈去超市采购时，不要选择在人多的时候去，以免人群挤压到腹部。采购的过程中，也需要有人陪同。购物的时间不要太长，因为长时间走路或站立，容易造成孕妈妈腿部浮肿。

○ 打扫卫生

孕妈妈可以帮助家人打扫卫生，如擦桌子等，但不能打扫大面积的卫生。在打扫卫生时，不要做弯腰的动作，也不要搬重物，更不要站在高处。尽量与其他家人一起打扫，对于一些要接触大量灰尘的家务，如清洁地毯等，应该有其他人来做，以免吸入尘埃，对健康不利。

孕妈妈不宜在厨房久留

厨房是不少孕妈妈孕前常待的地方，但在怀孕后，为了避免接触细菌和有害气体，孕妈妈就不要长时间待在厨房了。行动变得很不方便或身体不适时，则要远离厨房。

厨房粉尘和有害气体多

厨房是粉尘、有害气体密度较大的地方，特别是对于用液化气来做饭的家庭而言更是如此，因为液化气的成分在燃烧后会在空气中产生许多有害气体。当孕妈妈吸入大量有害气体后，这些毒素就会通过呼吸道进入血液之中，然后通过胎盘屏障进入到宝宝的组织和器官内，使宝宝的正常生长发育受到干扰和影响。

油烟对身体有害

厨房的油烟也是影响孕妈妈身体健康的重要因素，如果厨房通风情况较差，厨房内的一氧化碳、氮氧化物等有害物质就会充斥整个厨房。因此孕妈妈想要自己做饭，首先要确保厨房的油烟机质量过关。怀孕早期如果有早孕反应，也应该远离厨房，以免产生恶心、呕吐等不适。

厨房的抹布和水龙头也要少接触

厨房的抹布因为经常擦洗污渍、油渍等，而且经常保持潮湿的状态，因而充满了细菌，其中包括大肠杆菌、沙门氏菌、霉菌等多种致病细菌。因此，孕妈妈清理厨房时，不要用已使用很久的抹布，使用的抹布要经常进行消毒，也要经常更换。

厨房的水龙头因经常接触油渍、污垢等，因而充满了细菌。孕妈妈在洗菜时会经常接触到水龙头，因此，水龙头也要经常清洗，一般每周都要用消毒液刷洗一次。

少用厨房电器

厨房中经常使用的电器，如电磁炉、微波炉等都有辐射，孕妈妈要少接触这些电器，在其他家人使用时，也不要进入厨房，以免长时间接触受到辐射影响。

No.28　为了孩子，慎养宠物、花草

宠物、花草容易引起过敏反应，不少宠物中还携带有病菌，对于抵抗力下降的孕妈妈来说，应该暂时远离宠物，一些有毒的花草也不要接触。

猫、狗等宠物寄养或送人

猫、狗等宠物在怀孕后可以先送去别处寄养，或者送人，也可以在备孕期间就开始筹划这件事，这样做都是为了确保孕妈妈在孕期的健康。

孕后不提倡养猫、狗的原因

猫、狗等宠物身上携带有一种叫弓形虫的寄生虫，这是一种人畜共患的寄生虫。怀孕期间，孕妈妈的免疫力相对低下，在与宠物亲密接触的过程中，很有可能会感染这种寄生虫，可能会引起流产，也很容易导致胎儿发育畸形，如影响胎儿的神经系统、脉络膜视网膜系统，引起脉络膜视网膜炎，导致小眼畸形、无眼等，还可能会导致胎儿智发育低下。

宠物送人宜孕前就要开始准备

备孕期间，就要计划将猫、狗等宠物送人，以免在备孕期间感染弓形虫病而影响怀孕。孕前长期跟宠物接触的女性，应该在孕前体检时，进行一次弓形虫抗体检查，如检查确定没有弓形虫感染，则可随时怀孕；如发现有弓形虫感染，应尽快进行治疗，治愈后才可怀孕。这样可以避免孕妈妈体内携带弓形虫而影响胎儿发育。

宠物送走后如何清理室内

将猫、狗等宠物送走后，要将室内进行一番清理，以杀灭弓形虫。弓形虫原虫在干燥的空气中生存时间很短，送走宠物后，可对室内进行一段时间的通风换气，让室内环境保持干燥，以达到消灭弓形虫病原体的目的，减少传染的可能。晴朗的天气，可让阳光进入室内，因为紫外线也可以杀灭弓形虫原虫。

孕妈妈养花种草需谨慎

养花种草可以净化空气，美化环境，还可以怡养性情，但是怀孕后，孕妈妈就要注意了，不是所有花草都适合在孕期种养。一些花草含有有毒物质，孕妈妈不小心接触或通过香味吸收则可能对胎儿造成不利影响。

孕妈妈可以养的花草

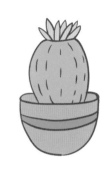

可吸收有害物质的植物。芦荟、吊兰、龟背竹、一叶兰等植物都可吸收有毒的化学物质，清除空气中的有害物质和甲醛，从而达到净化空气的目的。仙人掌和芦荟还能在白天释放氧气，令空气更清新。菊花、金橘、常青藤等植物，能有效清除二氧化硫、一氧化碳、乙烯等有害物质。这些植物不会对孕妈妈产生危害，适合孕期种养。

具有杀菌作用的植物。玫瑰、桂花、茉莉、蔷薇等花卉不仅能够散发出芬芳的香味，其产生的挥发性油类还具有杀菌的作用。

孕妈妈不宜养的花草

含有剧毒物质的植物。夹竹桃、一品红、含羞草、郁金香等植物中，含有有毒物质，孕妈妈接触过久，容易引起中毒，产生皮肤红肿、昏昏欲睡等现象，对胎儿的发育也有不良影响。

气味不利孕妈妈健康的植物。百合花、夜来香、月季、丁香等花卉的香味中含有一些奇特的物质，久闻后容易引起烦闷、心神不宁等不适，对健康极为不利，孕妈妈应避免长期接触这些香味。

养花草的注意事项

养花草时，不要将花草放入室内，可以放在窗外或阳台上，因为很多花草会在夜间释放二氧化碳，吸收氧气，从而降低室内氧气浓度。有些花草喜阴，容易导致加重室内湿气，夏天会招来蚊虫。另外，孕妈妈在养花草时，不要干粗活，比如搬花盆、换土施肥等，可以做一些不用消耗太多体力的活，比如给花草浇水。

No.29   孕妈妈外出要谨慎

随着肚子慢慢变大，孕妈妈的行动也会越来越不便，外出时千万要小心。外出时的安全状况可从出行交通工具的选择、避免人流高峰等方面来考虑，出远门时要有家人或朋友陪同，不可独自外出。

选择合适的交通工具

孕妈妈要减少外出的时间，尤其是到了孕晚期以后，必须外出的时候，如要去上班，还有去医院体检等,就要提前选好交通工具。下面为孕妈妈介绍几种出行常用的交通工具。

小汽车　　现在不少家庭都有小汽车，用这种交通工具出门较为方便，可以减少孕妈妈的体能消耗。但是孕妈妈要避免长时间坐在小汽车内，以免产生疲劳感，而且要经常下车活动一下。

火车　　火车对于需要出远门的孕妈妈来说，是一个不错的选择。因为火车安全系数较高，也不会太颠簸。孕妈妈乘坐火车时，应该选择卧铺，避免长时间坐着而令孕妈妈感到疲倦，并使背部产生疼痛感。

飞机　　飞机的速度快，可以避免孕妈妈出远门时，乘坐交通工具的时间太长，减少体力的消耗。但是，怀孕7个月以后，孕妈妈就不适宜再坐飞机外出了。

公交、地铁　　公交、地铁是上班族妈妈经常选择的交通工具，但是要避开上下班高峰时期，以免腹部受到挤压。乘车时不能长时间站立，座位宜靠窗，这样空气更流通，可减少不适感。

自己开车的注意事项

为了出行方便，很多妈妈在孕后也会选择自己驾车，但因为体力不如孕前以及孕期不适等情况，自驾时，孕妈妈需要注意以下几点：

○ 孕妈妈的情绪容易波动，开车时在遇到其他车辆不遵守交通规则时，要学会控制自己的情绪，以平和的心态来开车，同时还要限制车速，这样驾驶才会更加平稳。

○ 孕妈妈自驾时间不宜过长，久坐容易使下肢发生水肿、头晕、恶心等不适。自驾的过程中，孕妈妈每驾驶一段距离就应该下车活动几分钟，以促进血液循环。

○ 孕早期和孕晚期的孕妈妈不宜自己开车外出。因为孕早期早孕反应严重，孕妈妈注意力不容易集中；孕晚期时孕妈妈的体形变化较大，腹部容易撞上方向盘和仪表板。此外，开车时一定要记得系上安全带，并将安全带置于腹部下方，可避免压迫腹部。

应对晕车的锦囊妙计

不少孕妈妈孕前就有晕车的反应，孕后反应会更加明显，孕前不晕车的孕妈妈孕期也可能会出现晕车的状况。为了减少晕车现象的发生，孕妈妈可以采取以下措施：

○ 乘车前不要吃冷饮、油腻的食物，也不要吃得过饱，防止晕车时产生呕吐等症状。

○ 乘车时双目可注视远处，少看近处的物体。还要保证车内通风，呼吸新鲜的空气可以减轻晕车的不适。车上下坡时，要注意抓紧扶手，以减轻惯性对内脏的冲击，防止呕吐。

○ 需要长时间坐车的孕妈妈，在中途可下车休息一会，并吃些橘子或者闻橘子皮来减轻晕车的不适。

职场孕妈应避开人流高峰期

职场妈妈在没有家人接送的情况下，经常需要乘坐公共交通上下班，但上下班时间同时也是人流量较大的时间，这时候如果孕妈妈去挤车，很可能会挤压到腹部而造成不适。因此，孕妈妈要避免在人流高峰期上下班。为了解决这个问题，孕妈妈可以采取早睡早起的时间表，早上早点起床，提前出门，下班后，可以在办公室休息一会再去坐车，这样既可以缓解工作压力，又可在人流量小的时候坐车。如果需要赶时间，或者公共交通实在太拥挤，孕妈妈也可以偶尔选择出租车等交通工具。

No.30　孕期用药安全指导

怀孕期间，孕妈妈身体经常会出现不适，也可能会生病，有些情况下需要用药。但必须注意的是，不管什么情况下，吃药都要在医生的指导下进行。一般怀孕要满2周才会被发现，此期间服用过药物的孕妈妈也要及时告知医生。

无论什么疾病，谨遵医嘱用药

鉴于孕期用药不当的严重性，孕妈妈可以在怀孕后向医生咨询一些常见疾病如感冒、发烧等所使用的药物是否可以服用以及该如何服用等情况，在咨询医生前，孕妈妈只能采取一些自然疗法，而不能乱用药。患有某些疾病的孕妈妈，如哮喘、糖尿病、高血压等，在孕期很可能需要继续用药，有些孕妈妈患有慢性疾病，孕后停药可能会对自身和胎儿造成危害。因此，一旦怀孕就要去咨询医生，并进行用药调整。

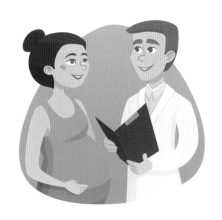

一般来说，孕早期是用药的高度敏感期，孕妈妈只能在必要时由医生指导用药，大多数情况下不可用药。孕中晚期，宝宝的器官已基本形成，对药物的敏感性降低，但滥用药物也会造成难以补救的危害，如果孕妈妈生病，也一定要经过医生诊断后再决定能否用药。

警惕易致流产或早产的药物

不少常见的药物都有可能会导致孕妈妈发生流产或早产，孕妈妈应该避免服用和接触这些药物。身体不适时，孕妈妈应在医生的指导下，换一种方式治疗。下面就来看看不能在孕期服用的常见药物。

风油精和清凉油具有止痒爽神的作用，不少人在皮肤瘙痒和犯困时喜欢使用，但孕妈妈要避免使用这些药物。因为这些药物中含有樟脑等不利于孕妈妈健康的成分，樟脑被孕妈妈吸收后，可穿过胎盘屏障，影响胎儿的正常发育，严重时还可导致死胎或流产。

驱虫药是患有肠道寄生虫病的人常服用的药物，但是孕妈妈患有此病时，千万不可服用。因为这种药物有一定的毒性和副作用，而且在服用此药时，通常会加入泻药一起服用，泻药可使肠道蠕动加快，容易引起流产或早产。

有些中草药，如红花、麝香等，也是对孕妈妈极为不利的药物，孕妈妈千万要避开这些药物。此类中草药可使子宫兴奋，从而导致胎儿宫内缺氧而引发流产或早产。还有巴豆、大黄等中草药也可刺激肠道，引起子宫强烈收缩而导致流产、早产。一般来说，有活血化瘀、行气驱风、凉血解毒作用的中草药和中成药在孕期都要禁止服用，以免发生意外。

警惕易导致宝宝发育畸形的药物

孕期用药不当是导致胎儿发育畸形的重要原因，患有某些疾病的孕妈妈在服药前，一定要先咨询医生，以免对胎儿造成不利影响。孕早期是比较容易受到致畸因素影响的时期，孕妈妈一定要注意避免服用含致畸成分的药物。下面介绍几种常见的可导致胎儿畸形的药物：

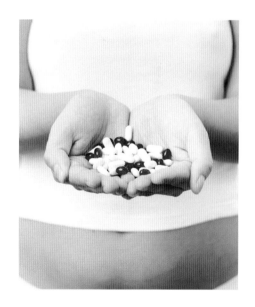

○ 镇痛药物如阿司匹林等，这种药物，在孕早期如果长期服用，可能会导致胎儿唇裂、肾脏畸形、神经系统畸形等，孕妈妈服用时要慎重。

○ 不少抗生素、抗真菌类药物也是导致胎儿发育畸形的常见药物，如四环素类药物、氯霉素、磺胺类药物等。

○ 怀孕后孕妈妈也要禁止服用含有激素的药物，这些药物中的不少成分都有致畸作用。

○ 有些中草药，如朱砂、巴豆、乌头等，也是可以直接或间接影响胎儿发育的药物。

此外，孕妈妈在服用维生素类药物时，也要在医生的指导下适量服用，过量服用也会导致胎儿发育畸形。

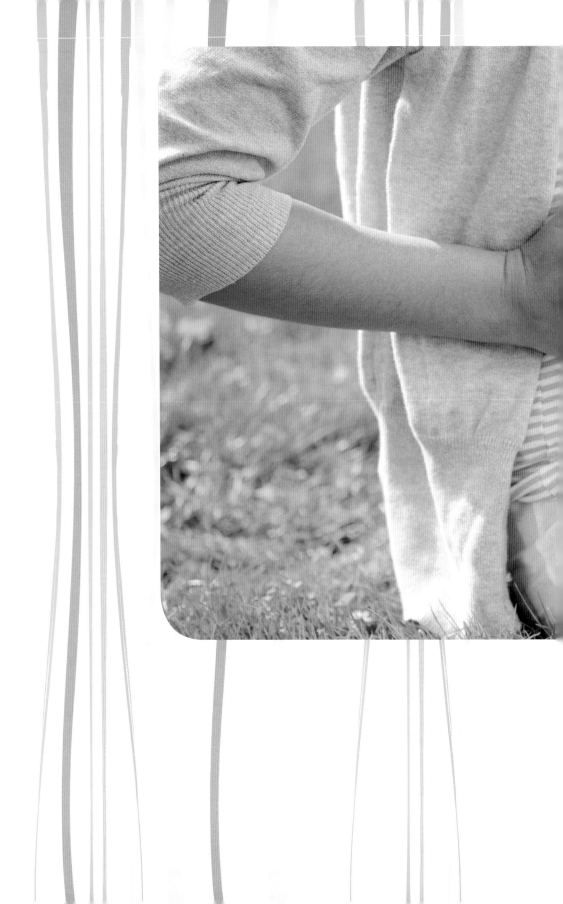

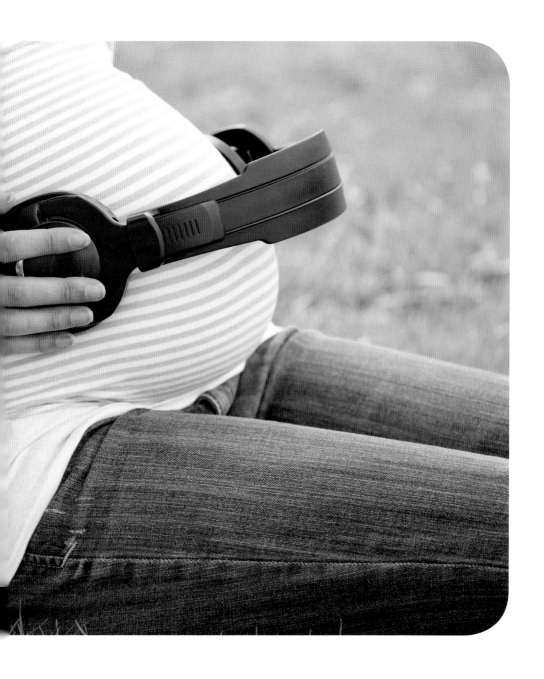

Chapter 6 胎教知识篇

想要宝宝赢在起跑线上，胎教必不可少。科学的胎教能给胎儿带来良性刺激，促进身心健康的发展。然而，胎教的表现形式多种多样，具体该在什么时候实施何种胎教，不同的胎教方式侧重点是什么，胎教有哪些注意事项等，这些需走进本章加以了解。

No.31　情绪胎教是保胎的重要举措

情绪胎教是通过调节孕妈妈的情绪，使孕妈妈忘掉烦恼和忧虑，为孕妈妈和胎儿创造良好的氛围、和谐的心境的过程。

情绪胎教的意义

情绪胎教能不断提高孕妈妈的修养，增加孕期生活品味，帮助孕妈妈完成由女人向母亲角色转变过程中的内心品质提升，达到"母仪胎儿"的目的。对胎儿的情绪、性格、健康、心理也起着重要的作用。情绪胎教能保障孕期母子心理健康，它不仅影响着母子关系的和谐，胎儿后天心理素质及心理健康，也直接影响家庭关系。

情绪是一种复杂的心理现象，胎儿所在的母体不断受着物理、化学变化的影响，因此，孕妈妈的一举一动、情绪是否稳定，都会对胎儿的身心健康产生影响。胎儿不是一直沉睡、毫无知觉，其实孕妈妈的情绪变化，尤其是剧烈变化，会通过多种途径冲击到胎儿。在孕妈妈感到快乐的时候，脑垂体会分泌一种良性激素，也可以说是快乐激素。快乐激素能从孕妈妈的脑部开始分泌，之后到达全身，当然也会到达子宫的血管，通过脐带送到胎儿身上，在脐带血管的放松过程中，提供给胎儿更多、更好的养分和氧气，促进胎儿身心健康发育。

孕妈妈的情绪会对胎儿产生直接的影响，如焦虑往往使出生后的宝宝多动、易怒、好哭。早期孕妈妈紧张、恐惧不安，会导致胎儿发生腭裂或形成早产儿及未成熟儿，巨大的恐惧还可以导致死胎，或足月胎儿体重过低。临产孕妈妈过度不安，会导致肾上腺素分泌增加，从而引发滞产或产后大出血，此外，难产率也会增高。

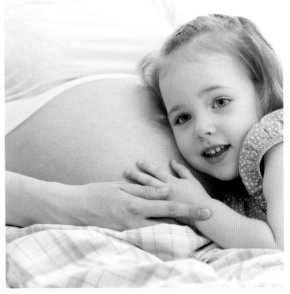

怎么做情绪胎教

做情绪胎教的方法很简单，总的来说，就是孕妈妈在孕期要保持一个好心情。孕妈妈在妊娠期间的所作所闻，都可以转变为内环境的变化信息，在不知不觉中传给胎宝宝。良好的心态能让孕妈妈创造轻松、愉悦的氛围及和谐的心境，通过神经递质作用，使胎宝宝得以良好的发育。

拥有一颗平常心

每个人来到这个世界上都是通过母亲孕育而来的，在孕妈妈看来，孕育是一件自然而平常的事情。孕妈妈应有一颗平常心，既不高估自己也不能低估自己，将孕育胎儿看做是一件平常事，既积极主动，尽力而为，又顺其自然，不可求事事完美，做好每天要做的事情，享受做好每一件事情所带来的快乐，这会让自己有足够的力量承担挫折和苦闷。

夫妻共同参与胎教

夫妻双方要共同参与到情绪胎教中来，确定彼此在家庭中的角色定位。首先准爸爸要具有责任心、事业心，能给孕妈妈安全感，孕妈妈也要不断加强自身修养，善于调节自己的情绪。准爸爸与孕妈妈共同的行为，影响着未来家庭教育。

不要过分担心，避免孤单

孕妈妈在孕期常会有一种不能自控的担心，甚至害怕胎宝宝畸形或残疾，因此，孕妈妈要做好产前检查，了解胎宝宝状况，不要将这种不良的想象和担心扩大化，并且要相信自己的胎儿是健康的。现在生命孕育的知识已经相当普及，孕育的科学技术也在不断成熟，孕育宝宝比以前要好把握得多了，孕妈妈只要调整好心态，配合好医生，孕育过程一般都会很顺利。也只有孕妈妈的信心，才能建立宝宝的自信，促使宝宝的性格及身体器官发育达到更好的状态。孕妈妈要避免孤独、封闭自我，多做户外运动，例如：在孕早期应积极在家人的陪伴下外出，在大自然的山水中使自己的情绪稳定、内心安静，保持一份平实的爱。

No.32 从孕 3 月底开始做抚摸胎教

每一个孩子都喜欢父母的爱抚，胎儿当然也不例外。小家伙喜欢隔着腹部，定时享受来自爸爸妈妈的爱抚。

为什么从 3 月底开始做抚摸胎教

胎儿 3 个月大时，是各器官发育较为迅速的时期，这时已经可以开始做抚摸胎教了。

孕 10 周以后，胎儿可被称作胎儿，且这个月的胎儿开始活动了，踢腿、吃手指都会做。当隔着母体触摸胎儿的头部、臀部和身体的其他部位时，胎儿会作出相应的反应。通过在腹壁上轻轻地抚摸胎儿，能够刺激胎儿的触觉，促进胎儿感觉器官及大脑的发育。此时，孕妈妈和准爸爸可以通过动作和声音，与胎儿信息沟通，这样会让胎儿产生安全感，感到舒服和愉快，出生后也更愿意同周围的人交流。

孕 3 月末，胎儿的皮肤已经形成，开始有触觉。这时候进行抚摸胎教，可以锻炼胎儿皮肤的触觉，并通过触觉神经感受体外的刺激，从而促进胎儿大脑细胞发育，加快智力发展。

这个时期，胎儿运动神经开始发育。抚摸胎教能激发胎儿活动的积极性，促进其运动神经的发育。经常受到抚摸的胎儿，在母腹中能够进行体操锻炼，从而增强胎儿的肌肉活动力，对外界环境的反应也比较机敏，出生后翻身、抓握、爬行、坐立、行走等大运动发育都能明显提前。

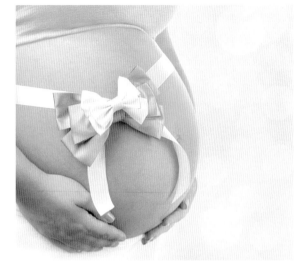

另外，这个时期进行抚摸胎教，能加深准爸妈的感情交流。进行抚摸胎教的过程中，不仅能让胎儿感受到父母的关爱，还能使孕妈妈身心放松、精神愉快，从而加深一家人的感情交流和联系。

因此，一般抚摸胎教从孕 3 月底开始实施。随着胎儿的发育，抚摸胎教的方法会有所差异。

抚摸胎教的方法

抚摸胎教是一种准父母与腹中胎儿交流沟通的途径，需要讲究方法，具体来说有以下几种：

抚摸体操

每天睡觉之前，孕妈妈仰卧在床上，全身放松，将双手放在腹壁上捧住胎儿从上至下，从左至右地轻轻抚摸。反复10次后，用食指或中指轻轻抚压胎儿，然后放松。也可以在腹部松弛的情况下，用一个手指轻轻按一下胎儿再抬起，来帮助胎儿做"体操"。有时胎儿会立即有轻微胎动；有时则要过一会儿，甚至做了几天后才有反应。这个抚摸体操适宜在早晨和晚上做，每次时间不要太长，5~10分钟即可。

触压拍打法

孕妈妈仰卧在床上，头不要垫得太高，全身放松，呼吸匀称，心平气和，面部呈微笑状，双手轻放在胎儿头上，也可以将上身垫高，采取半仰卧姿势，不论采取什么姿势一定要感到舒适。在腹部松弛的情况下，双手捧住胎儿，轻轻抚摸，然后用一个手指轻轻压一压再放松。也可以用手轻轻拍一拍肚皮的不同位置，手法要轻柔、有节奏。在触压拍打胎儿时，要随时注意胎儿的反应，如果胎儿对这样的刺激感到不高兴，就有可能用力挣扎或者蹬腿，这时应马上停止触压。若胎儿受到触压后，过一会儿就轻轻蠕动，这种情况下可以继续做抚摸。这种抚摸的时间一般可以选在傍晚胎动较频繁时，每天1~2次，每次5~10分钟。

触摸法

妊娠9个月后，由于胎儿的进一步发育，用手在孕妈妈的腹壁上便能清楚地触到胎儿头部、背部和四肢，此时便可进行触摸胎教了。孕妈妈或准爸爸可以轻轻地抚摸胎儿的头部，有规律地来回抚摸宝宝的背部，也可以轻轻地抚摸胎儿的四肢。触摸顺序可由头部开始，然后沿背部到臀部再到肢体，要轻柔有序。时间可以选择在晚间9时左右，每次5~10分钟。

No.33 语言胎教，贯穿始终的胎教法

语言胎教，是从怀孕第一天到生产前都可以用得上的实用胎教方法。只要有时间，在怀孕的任何阶段，准爸爸和孕妈妈都可以跟胎儿对话。

胎儿喜欢听爸爸妈妈的声音

孕妈妈或家人用富有感情的语言，有目的地对胎儿讲话，给胎儿的大脑新皮质输入最初的语言印记，为后天的学习打下基础，称为语言胎教。

利用胎儿的学习能力

胎儿是有敏锐的感受力和学习力的。胎儿在母亲肚子里，便开始记忆母亲，甚至父亲的声音，也因此有舒适和安定的感觉。准爸妈如果能时常以温柔的声音跟腹中的胎儿说话，可以让胎儿有被爱的感觉。准爸妈经常与胎儿对话，能促进其出生以后在语言及智力方面的良好发育，还可以增进准爸妈和胎儿之间的沟通。

用充满爱的声音对胎儿说话

胎儿喜欢听爸爸妈妈用充满爱的语调温柔地对他说话。妈妈的声音是最先熟悉的，那轻轻缓缓的语调，满含情感的口吻，总能让胎儿体会到母爱的温暖，从而倍感安全，这是母子间特有的沟通和交流。而爸爸的声音则低沉、粗糙，饱含着深沉的父爱和力量，也能让胎儿欣喜不已。要知道，胎儿在子宫内适宜听中、低频率的声音，而男性的声音正是以中、低频率为主。尽管在孕早期胎儿还不能听到什么，准爸爸也可以每天坚持和胎儿说话，让胎儿熟悉爸爸的声音，就能唤起胎儿积极的反应，有益于胎儿出生后的智力发展及情绪稳定。

和谐友爱的环境孕育健康胎儿

准爸妈一起用充满爱的语言向腹中胎儿倾诉，并告诉他这个世界的美好，对于胎儿来说，这就是世界上最美的声音。如果夫妻二人和睦、家庭美满幸福，胎儿自然会在爱

的语言中顺利成长，出生后也往往聪慧健康。而如果夫妻不睦，胎儿听到的都是一些争吵和埋怨，这样势必会影响到他的健康成长。

讲故事和对话是语言胎教的重要手段

语言胎教中有很多不同的方法可供准爸妈选择，其中讲故事和对话就是常用的两种手段。

故事胎教

语言胎教中的故事胎教，就是将优美的文学作品或诙谐有趣的儿童故事以柔和的语言传达给胎儿，以促进胎儿情感和智力的发育。

准爸妈要常给胎儿讲故事，讲小白兔、金鱼、小猫、鲜花、森林、大海……尽管胎儿听不懂，但清晰的话语和声调，可使胎儿感受到美妙和谐的意境、美丽多彩的世界，可以提高胎儿的想象力、创造力，使胎儿的心智得到启迪。

给胎儿讲故事时，准爸妈要把腹中的胎儿当成一个大孩子，用亲切的语言将信息传递给胎儿，使胎儿接受客观环境的影响，在文化的氛围中发育成长。喜欢听故事是孩子的天性，讲故事的一种方式是由父母任意发挥，另一种是找来图文并茂的儿童读物，内容宜短，轻快平和。容易引起恐惧、伤感，压抑感情的故事则要避免。讲故事时孕妈妈应取一个自己感到舒服的姿势，精力集中，吐字清楚，声音和缓，既要避免高声尖叫，又要防止平淡乏味地读书。此外，还可以给胎儿朗读一些活泼的儿歌、诗歌、散文以及顺口溜等。

定时念故事给腹中宝宝听，可以让胎儿有一种温暖与安全的感觉，孕妈妈若一直反复念同一则故事给胎儿听，会令其神经系统对语言更加敏锐。

到了孕晚期，孕妈妈可以在平时的语言胎教中适当增加一些文学作品，不要忽视文学语言对胎教的作用。文学和音乐一样，容易对人的情绪产生影响，将优美的文学作品以柔和的语言形式传达给胎儿，不仅是培养孩子想象力、独创性以及进取精神的教材，还能让胎儿与孕妈妈一起感受文学的趣味，培养艺术的情感，增进大脑的发育。

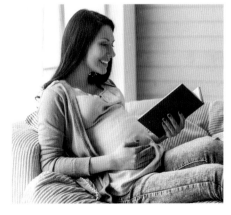

对话胎教

孕妈妈要时刻牢记胎儿的存在，并经常与他对话，这是一项十分重要的行为。说些什么呢？可以告诉胎儿你一天的生活。从早晨醒来到晚上睡觉，你或你的家人做了什么事情，想了些什么，有什么感想等，这些都可以说给胎儿听。

进行对话胎教，首先可以从给胎儿起乳名开始，怀孕5～6个月时，胎儿有了听觉，爸爸妈妈可给腹中的胎儿取乳名，并经常呼唤胎儿的乳名，胎儿会记忆深刻。胎儿出生后，当呼唤其乳名时，他听到曾经熟悉的名字时，可有一种特殊的安全感，烦躁、哭闹明显减少，甚至还会露出高兴的表情。

进行对话胎教时，准爸妈应该用诗一样的语言、童话般的氛围，向腹中的胎儿描述大自然的秀丽景色、人间的真善美、父母的一片爱心。美丽的语言会激发他的生长，培养他的美感，使他出生后更加聪明、可爱。

对话的内容不限，可以问候，可以聊天，可以讲故事，朗诵诗词、唱歌等，但应以简单、轻松、明快为原则。开始时，准爸妈可以向胎儿重复一些简单的字，如奶、干、湿、尿、口、手等。以后，除了重复单字练习外，还可以对胎儿进行系统性的语言诱导，例如：早晨起床前轻抚腹部，说声："早上好，宝宝。"洗脸、刷牙、梳头、换衣服时都可以不厌其烦地向胎儿解说。吃早餐时先深呼吸几次，说："宝宝，真香，这是牛奶啊！"散步时，可以把眼前的景色生动地讲解给胎儿听："瞧，青青的草，红红的花，多美啊！"淋浴时随着冲洗的动作可温柔地介绍："听，这是流水声，妈妈洗澡啦！"也可以每天定时与胎儿对话，每次时间不宜过长，1～3分钟即可。但不要讲太复杂的句子，每次都以相同的词句开头和结尾，以加深记忆，这样循环发展，不断强化，效果会很好。

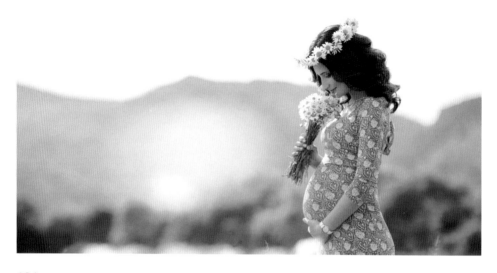

语言胎教的良性作用

语言胎教对胎儿的生长发育大有裨益，接受过系统语言胎教的胎儿出生之后，在语言天赋及反应能力、学习能力等方面的表现都明显优于没有做过语言胎教的胎儿。

接受语言胎教的胎儿出生后能力强

经常有感情、有目的地对胎儿讲话，可以在胎儿的大脑中留下初期的语言印记，为他将来的学习和生活打下基础。爸爸妈妈经常与胎儿对话，能促进其出生以后在语言方面有良好表现。如果先天不给胎儿的大脑输入优良的信息，日后，尽管他的大脑性能再好，也只会是一部没有储存软件的"电脑"，胎儿很容易感到空虚。

用语言胎教给胎儿大脑输入信息

语言胎教对胎儿出生后语言能力和智商的发展大有益处。语言胎教通过源源不断地给胎儿提供新的知识与信息，可以提高胎儿大脑的知识储备量，并增加胎儿大脑思维活动的机会。不要认为胎儿什么都不懂，其实他能听到外界的声音。到了大约妊娠 4 个月的时候，胎儿开始能感知外界的声音；妊娠 6 个月后，就具备听见声音的条件，而且还会对外界的声音刺激做出回应；妊娠 7 个月时，胎儿大脑发育，这个时候听觉器官能通过神经和大脑建立联系，所以如果此时孕妈妈跟胎儿聊天，胎儿就会把听到的信息储存起来。

语言胎教能提高胎儿的情商

语言胎教还能培养胎儿的情商，提高他的审美修养。当准爸妈把那些诗一般的文字、文笔优美的故事、闪耀着智慧光辉的人生真谛——通过语言的方式讲给胎儿听的时候，胎儿很自然的就会受到一种美的熏陶和感染，人性之光将在他心中生根发芽，灵性和智慧将悄悄地被启迪。让他日后在面对自己人生的起起落落时，更多一分勇敢和淡定，面对挫折，将更加坚毅而有韧性。

No.34　好视力从光照胎教培养

孕期光照胎教就是训练胎儿视力的一种良好的胎教方法，可以让胎儿在孕妈妈腹中就感受光感，日后的视觉将更加敏锐、协调、专注，对阅读也有好处。

什么是光照胎教

在进行光照胎教之前，孕妈妈需要掌握好光照胎教的概念以及操作方法等，当一切准备妥当时，再选择合适的时机进行光照胎教。

光照胎教的概念

光照胎教是指通过对胎儿进行光照刺激，训练胎儿视觉功能，同时帮助胎儿形成昼夜周期规律的胎教方法。因为通过光照，将胎儿的视神经刺激传导至大脑视觉中枢，促进胎儿视觉细胞的生长，从而加速胎儿视觉功能的建立和发育。

光照胎教的操作方法

进行光照胎教的关键是要掌握好方法，这就需要掌握好光的亮度、时间等。孕妈妈可以在每天固定时间用手电筒的微光而不是强光紧贴腹壁，然后反复关闭、开启手电筒，让光一闪一灭地照射胎儿的头部位置，每次可持续5分钟左右，时间不宜过长，因为过强的光源长时间照射不仅对胎儿的视觉及神经系统的发育产生不良的后果，还容易使胎儿产生疲劳感。在每天的固定时间有规律地对胎儿进行光照刺激，还能够使胎儿形成良好的昼夜规律，并有利于好习惯和良好性格的培养，可以使胎儿出生后情绪更加稳定。

光照胎教何时做

光照胎教只有当胎儿的视觉功能发育到一定程度时才能进行。在胎儿的感觉功能中，视觉较听觉、触觉等发育较晚，怀孕6个月后，胎儿才开始对光有反应，怀孕7个月时，胎儿的视网膜才具有感光功能，所以光照胎教一般在怀孕6个月以后开始。

做光照胎教要把握分寸

光照胎教不仅要掌握好方法，还要注意观察胎教过程中胎儿的反应。为了使胎教能够达到预期的效果，就需要把握好分寸，不可随意操作，在胎教时需要掌握一些注意事项。

孕妈妈应记录下自己的感受

进行光照胎教时，孕妈妈应该将自身的感受记录下来，记录的内容包括胎动的变化，胎教时胎儿身体运动的变化等。这样通过记录，可以知晓胎儿对光照刺激是否建立起特定的反应或规律，从而调整胎教方案。

根据胎儿作息时间进行胎教

光照胎教要根据胎儿的作息时间而进行。从怀孕的第 26 周开始，胎儿的眼睛就可以睁开和闭合了，醒着和睡着的间隔时间也变得有规律，有了睡眠周期。此时，孕妈妈要通过观察胎儿的胎动来确定胎儿醒着的时间段，一般要在胎动明显时进行光照胎教，不可在胎儿的睡眠时间进行胎教，以免扰乱其生物钟，从而达不到效果。

让准爸爸一起参加

进行光照胎教时，准爸爸可以和孕妈妈一起参加，而且要坚持下去，不能三天打鱼两天晒网，只有持之以恒、有规律地去做，才能更好地训练胎儿，让胎儿每天能够在固定的时间配合训练，懂得爸爸妈妈的用意，取得理想的胎教效果。

胎教光源有讲究

作为胎教用的光源应该具有良好的穿透性，能够有效地穿透孕妈妈的腹壁和子宫。光的强度也必须严格控制，光线不能太强，否则不仅不能促进视神经的发育，反而会损害视神经。光线也不能太弱，这样可能无法对胎儿造成刺激。因此，在选择手电筒时，要注意不要选择白光的手电筒，其光线穿透力弱，亮度太强，不能很好地控制光的强度，可能会对胎儿的视觉造成不必要的伤害。宜选择黄光手电筒，因为黄光为暖色调光，对胎儿心理发展有益，容易使胎儿产生愉悦感。

No.35　艺术胎教，培养宝宝好天分

艺术胎教可以培养胎儿的兴趣爱好和陶冶情操，为宝宝日后的"美力"打下良好的基础。

带宝宝去看展览、听音乐会

在进行艺术与音乐胎教时，不仅对胎儿有作用，对孕妈妈的情绪也有一定的调节作用，从而影响胎儿的性格发展。看展览、听音乐会是较为常见的艺术和音乐胎教方式，现在很多城市都会有不少艺术展览和音乐会，孕妈妈可以让家人陪同一起去看或听，让宝宝感受一下艺术的氛围。

带宝宝去看展览

美术馆、博物馆的展览中经常会展出很多不同时期的名画以及现代作品、文物等，孕妈妈看展览时，自身会产生一种愉悦感，艺术作品的美感也会通过孕妈妈的神经传递给胎儿，让胎儿也感受到美的喜悦，从而有利于开发胎儿的艺术潜能，促进大脑发育。此外，孕妈妈也可能会被某些作品中的情景所吸引，这时可以发挥自己的想象，在脑海里构建一个画面，让胎儿也能够感受到作品的意境。孕妈妈在想象的过程中，还会使胎儿也学会思考，这对开发胎儿的智力也是有利的。

带宝宝去听音乐会

音乐胎教是常用的胎教方式之一，音乐对胎儿有很大的吸引力。如果有机会，孕妈妈可以去音乐厅听一场高质量的音乐会。音乐厅是一个高雅的场所，场内一般不会太吵闹，而且在听音乐会时，音乐厅内良好的视听效果，现场演奏的音乐以及浓厚的音乐氛围，都可以让孕妈妈和胎儿享受一场听觉盛宴，这对胎儿艺术细胞的开发以及性格的发展都有好处。孕妈妈在听音乐会的过程中，也可以随着音乐旋律的变化而展开想象，融入到音乐所表达的情景中去，带动胎儿学会思考。

但是，音乐会的曲风也应该有选择性，孕妈妈应该选择去一些曲风和缓的音乐会，

一些太过激烈的音乐会则要避免。音乐会的时间一般都较长，孕妈妈每隔一段时间可以出来休息一会，或者听一段时间后就回来休息，以免自己和宝宝都产生疲劳感。

给宝宝唱歌也是音乐胎教的一部分

在对胎儿进行音乐胎教时，孕妈妈也可以唱一些儿歌或者是旋律优美的歌曲给胎儿听，不要因担心自己的声音不好听或者跑调而不敢唱给胎儿听，对胎儿来说，妈妈的声音是最动听的，这样既可以向胎儿传递爱的信息，又可启发胎儿对音乐的兴趣。

为胎儿唱歌不仅有利于孕妈妈的身体健康，还可以起到更好的音乐胎教效果。唱歌可以提高孕妈妈的身体机能，增强心肺功能，唱歌时产生的物体振动也会传导至子宫，让胎儿受到音乐的熏陶。孕妈妈唱歌可以避免在听音乐时心不在焉，还可以让孕妈妈保持愉悦的情绪，将爱和歌声都传递给胎儿。唱歌给胎儿听还有一个明显的好处，就是唱歌结合了语言胎教和音乐胎教这两种胎教方式在里面，可以促进胎儿的音乐感受力和语言理解能力。

在唱歌给胎儿听时，孕妈妈的声音要柔和，音量不宜太大，以小声说话时的大小为佳。选择的歌曲可以是一些耳熟能详的儿童歌曲。

胎教歌曲推荐

- 　《小燕子》
- 　《早操歌》
- 　《摇啊摇》
- 　《采蘑菇的小姑娘》
- 　《雪绒花》
- 　《在希望的田野上》
- 　《茉莉花》
- 　《阿里山的姑娘》

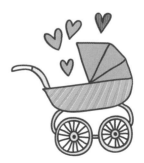

如何选择胎教音乐

并非所有的音乐都适合用来进行胎教，因此孕妈妈在给胎儿进行音乐胎教时，应该选取一些可使自己放松身心，调整心态，并且对宝宝发育有利的音乐。选择合适的音乐后，进行胎教时也有一些需要注意的事项。

选择胎教音乐的方法

○ 选择的音乐节奏不能太快，节奏太快的音乐容易产生紧张的情绪，所以，孕妈妈不要选择节奏快、音量大的摇滚乐来进行胎教。

○ 音乐的音域也不要太高，音域过高容易造成胎儿神经之间的刺激串连，使脑神经受到损伤。

○ 音乐的起伏不要太大，有些音乐声中会突然出现巨大的响声，容易使胎儿受到惊吓，对其发育不利。选择的音乐要和谐而旋律优美。

○ 可以根据胎儿的性格选择不同的胎教音乐。孕妈妈平时要多观察胎儿在腹中的动静，根据胎动来判断胎儿的性格。有些胎儿非常好动，有些则好静，然后根据胎儿的性格特点来挑选音乐。一般来说，好动的胎儿喜欢听节奏缓慢、旋律较为柔和的音乐，而好静的胎儿则喜欢听活泼、节奏感较强的音乐。

○ 孕妈妈平时进行音乐胎教时，可以观察胎儿对不同音乐的反应，以此来判断胎儿对哪些音乐感兴趣，然后再选择去听胎儿喜欢的音乐。

音乐胎教注意事项

○ 孕妈妈在听音乐时，不宜戴耳机听，音量也不要太大。音量太大会使胎儿感到不安，而且有可能会损害胎儿的听觉器官。

○ 每次进行音乐胎教的时间不宜过长，一般以 5 ~ 10 分钟为宜。胎儿一般在晚上 8 点到 11 点较为活跃，这时适合进行音乐胎教。

○ 为了提高胎教的质量，音乐质量非常重要，有些音质差的音乐会使人感到不舒服，因此，孕妈妈购买胎教音乐时，应该请专业人士帮忙挑选质量较好的光碟或磁带。

No.36　准爸爸一起参与胎教

胎教需要爸爸妈妈的共同参与，因为在胎儿的成长过程中，父亲也扮演着同样重要的角色。在胎教过程中，如果准爸爸全程参与，可以增加胎儿的安全感，还可以减轻孕妈妈的压力，让孕妈妈在孕期有一个更好的状态，这对胎儿的发育也是十分有益的。

胎教并非孕妈妈一个人的事

在不少家庭中，承担胎教工作的主要是孕妈妈，其实准爸爸可以做的事情也非常多。在进行胎教方面，准爸爸不仅可以与胎儿讲故事、与胎儿说话等，对孕妈妈的关心、体贴也能让胎教更加有效地进行。

与孕妈妈共同制订胎教方案

作为一家之主，准爸爸有责任参与胎教方案的制订，而且准爸爸的参与可以为孕妈妈分担压力，并且能使胎教方案更加完善。准爸爸可以通过查找资料来与孕妈妈商量哪些音乐适合作为胎教内容，还有确定一些胎教的小游戏等。

在制定胎教方案的过程中，准爸爸妈妈也可以商量在一些胎教内容上采用分工合作的形式。例如：夜间读故事的任务可以交给准爸爸来做，而艺术胎教则由孕妈妈负责。

准爸爸在胎教中应怎样做

准爸爸在胎教中不仅要训练胎儿，还要保证孕妈妈在孕期的生活中能够保持良好的情绪，并为孕妈妈提供健康保障等，因为孕妈妈健康和精神状态直接关系到胎教的成功与否。孕妈妈怀孕后，在生理和心理上都会发生一些变化，准爸爸要用心去呵护、照顾孕妈妈。如果准爸爸有时间，也要尽可能地陪孕妈妈去做产检，平时也要多在家陪伴孕妈妈，还可不时地为孕妈妈准备营养的饭菜，多承担一些家务，让孕妈妈有足够的时间休息。

准爸爸参与胎教的好处

准爸爸参与胎教对孕妈妈和胎儿来说都是极为有利的，只要有耐心，坚持下去，对促进胎儿性格、智力发育等有益。所以，准爸爸就不要找任何借口来拒绝参与胎教，因为准爸爸的参与还能让胎儿感受更多的父爱，这对于处在发育中的宝宝非常重要。

宝宝喜欢准爸爸的声音

有研究表明，胎儿在子宫内适宜听中、低频调的声音，而男性的说话声音正是以中、低频调为主，所以，相对于孕妈妈的声音，胎儿可能会更喜欢准爸爸的声音。如果准爸爸坚持对胎儿进行胎教，让胎儿熟悉自己的声音，就能够唤起胎儿积极的反应，从而产生更好的胎教效果。

有些胎儿很喜欢准爸爸的声音，听到准爸爸的声音后能感到愉快。因此，让准爸爸做胎教可使胎儿日后能够快乐地成长，还可以拉近准爸爸与胎儿之间的距离，使父子关系更密切。准爸爸在胎教中的努力还能为家庭营造一个良好的氛围，增进夫妻之间的感情，并能让孕妈妈感受到爱和温暖，再传递给胎儿，让胎儿也感受到家庭的和谐与温暖，这本身就是一种很好的胎教方式。

胎教注意事项

准爸爸在胎教中发挥着重要的作用，但在参与胎教的过程中也要注意方式方法，一般来说要注意以下两个方面：

一是准爸爸平时不要做刺激孕妈妈感情的事。怀孕时，孕妈妈会变得非常敏感，心情易变得焦躁、忧郁，所以不能在感情方面受到刺激，而且夫妻间的和睦是进行胎教的基础。为了营造一个良好的胎教环境，怀孕期间夫妻间要多交换双方的感觉，多聊自己的想法。

二是准爸爸在进行胎教时，要征得孕妈妈的同意，因为没有孕妈妈的配合，胎教也无法顺利进行。在孕妈妈心烦的时候，准爸爸要多加开导和理解，这时也不适宜进行胎教，等孕妈妈情绪好转时再进行。

准爸爸可以参与的胎教

准爸爸可以参与的胎教有很多种，而且都很容易做到，每天只需要花一点点时间就能进行胎教，准爸爸还可以跟孕妈妈商量要进行哪些胎教。

与胎儿说话

准爸爸低沉、宽厚的声音深得胎儿的喜爱，准爸爸应该经常隔着孕妈妈的肚子对胎儿说话，胎儿有反应时，还可以与其进行互动，增加胎教的效果。准爸爸与胎儿说话的内容可以涉及多个方面，可以跟胎儿描述家庭成员，也可以跟胎儿说说生活中的趣闻趣事。准爸爸还可以在每天早上起床和晚上睡觉前，向胎儿问好。如果孕妈妈感觉不舒服，胎儿可能也会感觉不舒服，这时，准爸爸可安慰胎儿和孕妈妈，让他们得到放松。

给胎儿讲故事

胎儿在子宫内发育到一定程度时，就有一定的听觉和感觉。准爸爸应该抓住机会为胎儿讲故事，促进胎儿智力的发育。准爸爸富有感情地讲故事，不仅会让胎儿渐渐爱上听故事，还有助于培养胎儿良好的阅读习惯。

给胎儿讲故事，准爸爸可自由发挥，随意编造，也可以在市场上购买胎教故事书，每天都读给胎儿听。讲故事的内容不要太长，要讲一些让人开心、好奇的故事，千万不可讲让人感到恐惧、不安、压抑的故事。讲故事时还要做到吐字清楚，声音和缓，可以加入自己的感情在内，不要平淡无奇地一直讲下去。

抚摸胎儿

抚摸胎教不是孕妈妈的专利，准爸爸平时也可以用手轻轻在孕妈妈的腹壁抚摸胎儿。做抚摸胎教时，可先让孕妈妈平躺下来，放松身体，然后准爸爸将双手手指放在孕妈妈腹部上，从上到下、从左到右轻轻抚触胎儿。准爸爸可以一边抚摸胎儿，一边跟胎儿说话，这会让准爸爸的抚摸更加充满爱意。

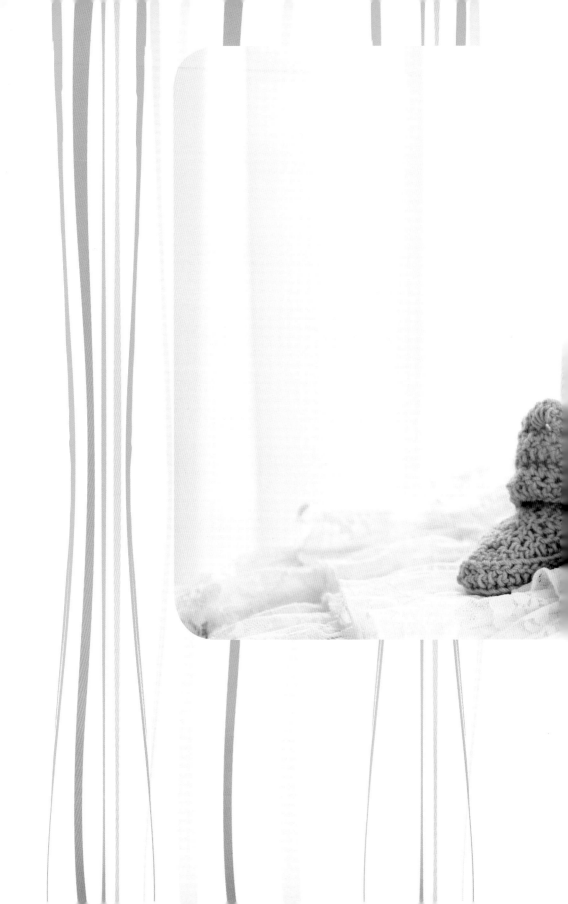

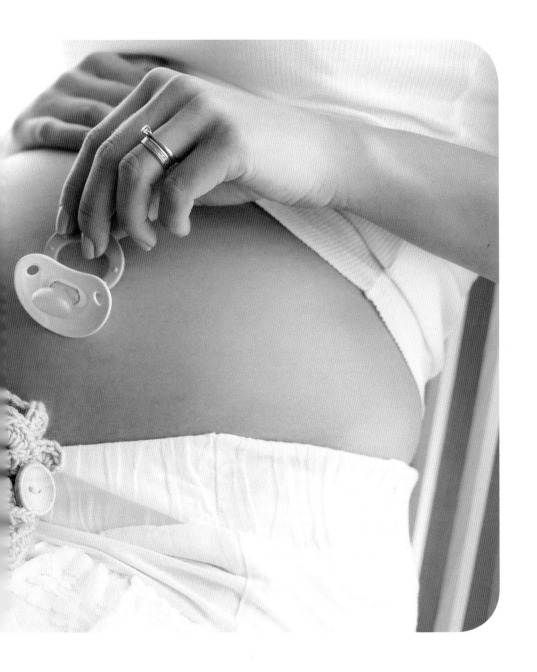

Chapter 7 分娩坐月子篇

终于，要和小天使见面了，此时的孕妈妈既会担心分娩的痛苦，又暗自期待着胎儿的降临。其实，只要选择合适自己的分娩方式，放松身心，每一位孕妈妈都能在医生的指导下实现顺利分娩。当然，坐月子更是必不可少的环节，孕妈妈千万不能掉以轻心。

No.37　提前了解分娩知识

几乎每一位即将临盆的孕妈妈都会对分娩产生恐惧感，这在很大程度上是由于孕妈妈对分娩知识不熟悉。当你了解了，并提前做好心理和身体准备，就不会再感到害怕和不安了。

了解分娩前兆

所谓分娩前兆，就是孕妈妈即将生产的信号。出现分娩前兆通常意味着，孕妈妈可能马上或在未来几天就要生产了。这时，孕妈妈自身及家人都应格外留意孕妈妈的身体情况，稳定情绪，注意休息，静待生产。通常，临产前一般都会出现以下征兆：

阴道分泌物增多

即将临盆时，孕妈妈的阴道和子宫颈部分泌的透明黏液会增多，而且越临近产期分泌越多。这些黏液可以在胎儿通过产道时起到润滑作用，帮助顺利生产。孕妈妈需随时检查阴道分泌物的颜色、气味有无异常，以便与阴道炎症区分开来。

腹部不规则收缩

临近生产，孕妈妈会感觉肚子时不时地发紧（一会儿变得硬硬的，一会儿又放松变软了），会有痛经一样的感觉，但是疼痛不明显，这是因为临近生产子宫变得敏感。虽然不是正常的阵痛宫缩，但是如果很有规律，每天都会在同一时段发生的话，就说明不久要生产了。

见红

如果你感觉"下面"黏黏的，一看发现有少量带血的黏液，这就是见红了。一般见红后两三天就会生产，或者更快，甚至当天就能生了。

开始阵痛

大部分孕妈妈都是从子宫收缩开始知道自己将要分娩的。刚开始，你会感觉腹部紧绷，大腿内侧收缩，类似痛经的感觉，但尚能忍受。随即，阵痛便开始变得有规律性地反复出现，疼痛感也逐渐加强。若是初产妇，等到规则的收缩阵痛约5分钟1次，就可到医院待产。若是经产妇，只要是规则收缩开始，就应到医院待产，尤其是曾有急产病史的孕妈妈更应提高警觉。

羊水破裂

如果你有感觉一股热流流出，那么就是羊水破了，这时需要赶紧去医院，因为没有了羊水，胎儿会出现缺氧的情况。

腰酸

有些孕妈妈临产时肚子不怎么疼，但腰酸的感觉非常强烈，这是子宫收缩时压迫到腰部及背部而导致的，同时也是生产的征兆。

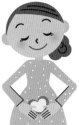

有便意或腹泻

当胎头下降，压迫到直肠，很多孕妈妈都会有强烈的便意感，甚至腹泻，通常这时子宫颈口已开 7～8 厘米。

需要立即就医的紧急情况

羊水提前破裂，即在没有发生阵痛和见红的情况下出现羊膜破裂，羊水流出。

阴道流出的是血，而非血样黏液，或是没有阵痛只有出血。

24 小时内没有任何胎动。

宫缩稳定且持续地加剧。

识别真假宫缩

预产期临近，有些孕妈妈一感到肚子阵阵发紧，有疼痛感，就认为自己是要生了，急忙到医院待产，经检查却发现并不是真的要生了的"阵痛"，而是出现了"假性宫缩"。

假宫缩

○ 无规律，时间间隔不会缩小，强度通常较弱，不会越来越强，偶尔增强又会接着转弱。

○ 疼痛部位通常只在腹部前方。

○ 孕妈妈转换一下体位，或行走片刻，或休息一会儿后，宫缩就会停止。

真宫缩

○ 有规律，有固定的时间间隔，且随着时间推移，间隔变小，每次宫缩持续30～70秒，宫缩强度稳定增加。

○ 从后背开始有疼痛感，而后转移至前方，可感觉到轻微腰酸，下腹轻微胀痛。

○ 不管如何休养，宫缩持续不止。

分娩的三大进程

自然分娩的新妈妈，从出现生产征兆住院生产到胎儿娩出，通常会经历 3 个产程。了解生产的流程，可以让孕妈妈避免慌乱，做好心理准备和应对措施。

第一产程（准备期、进行期、移行期）

从子宫有规律地收缩开始，到子宫口全开，初次生产的新妈妈往往需要经历 12 ~ 18 小时，经产妇则需要 6 ~ 8 小时。由于子宫不断收缩，迫使胎儿逐渐下降，促使子宫颈口逐渐张开，直至子宫颈管消失、宫颈口全开时，直径可达 10 厘米。

	准备期	进行期	移行期
历时时间	初产 6 ~ 10 小时 经产 2 ~ 5 小时	初产 5 ~ 7 小时 经产 2 ~ 4 小时	初产 1 ~ 3 小时 经产 30 分钟 ~ 2 小时
阵痛规律	阵痛间隔 8 ~ 10 分钟 1 次的收缩时间 30 秒 ~ 1 分钟	阵痛间隔 5 ~ 6 分钟 1 次的收缩时间 45 秒 ~ 1 分钟	阵痛间隔 2 ~ 3 分钟 1 次的收缩时间 1 ~ 1.5 分钟
子宫口大小	1 ~ 3 厘米	4 ~ 7 厘米	8 ~ 10 厘米（全开）
胎儿的样子	变成斜躺状态，手脚与下巴收紧，身体曲成圆形，慢慢地下坠至子宫颈口	改变身体的方向，手放在胸前，身体缩起来，慢慢往下坠，以便顺利通过骨盆腔	慢慢地旋转并下坠，直至朝向妈妈的背部；当头部移至骨盆口附近时，子宫口几乎全开
产妇的状态	当阵痛频率达到每 10 分钟 1 次时，需入院	阵痛缓缓加强，从腰部往下；尽可能找出让自己感觉舒服的姿势，减轻疼痛	阵痛间隔越来越短，疼痛感也越来越强烈；可在医生指导下利用呼吸法减轻疼痛

第二产程（娩出期）

从子宫口全开到胎儿娩出的时期。这个时期，子宫收缩更频繁有力，间隔时间较短，在助产医师的指示和帮助下，进行呼吸和用力，直至胎儿诞生。初产妈妈由于子宫颈口和阴道较紧，胎儿娩出需要 1 ~ 3 小时，经产妈妈通常可在 1 小时内完成。

第三产程（产后期）

宝宝平安出生后，医生会剪断脐带，并确认宝宝的健康状态。新妈妈的宫缩会有短暂停歇，在 10 ~ 20 分钟后，又会以宫缩的形式排出胎盘，同时伴随一些血液流出，继而子宫收缩较紧，流血减少，分娩过程到此全部结束。

	娩出期	产后期
历时时间	初产 1 ~ 3 小时 经产 30 分钟 ~ 1.5 小时	初产 15 ~ 30 分钟 经产 10 ~ 20 分钟
阵痛规律	阵痛间隔 1 ~ 2 分钟 1 次的收缩时间 1 ~ 1.5 分钟	
子宫口大小	10 厘米（全开）	
胎儿的样子	 胎儿会抬起下巴，以头往后倾的姿势娩出，脸会从会阴处出来；接着直接将身体转成横向，肩膀与身体就会跟着娩出	 胎儿诞生了，将脐带剪掉，身体与脸部清理干净，观察并确认其健康状态
产妇的状态	妈妈被移至产房，羊水通常在此时破裂，阵痛的间隔变短，此时需配合助产医师的指示用力；胎儿的头出来后停止用力，手放在胸前，开始进行短促呼吸	由于子宫收缩，会有如同阵痛一般的疼痛感，胎盘从子宫壁剥离并排出后，可在产房休息 2 小时观察状态，无异常就可以转至病房了

No.38 做好分娩前的准备工作

怀孕后期可以将去医院、住院以及出院时需要的用品——备好，收在包包里，做好随时入院的准备。此外，临近生产，孕妈妈还可适当做一些助产运动，饮食也要多留意。

备好待产包

妈妈住院用品

衣裤鞋袜		哺乳专用
□ 棉质内裤 3 ~ 4 条	□ 漱口杯	□ 吸奶器
□ 哺乳内衣	□ 牙刷、牙膏	□ 防溢乳垫
□ 前开襟睡衣	□ 梳子、镜子	**餐具及其他**
□ 出院服（1 套）	□ 润肤霜、护唇膏	□ 饭盒
□ 棉质拖鞋	**卫生用品**	□ 筷子、勺子
洗漱用品	□ 手帕、湿纸巾	□ 水杯
□ 大小毛巾 3 条（洗脸，清洁乳房，洗脚）	□ 卫生纸、环保纸袋	□ 巧克力
□ 水盆 3 个（洗脸，清洁乳房，洗脚）	□ 产妇专用护垫或卫生巾	□ 红糖
	□ 产褥垫	

宝宝住院用品

服装用品	护肤及卫生用品	喂养用品
□ 和尚领前开襟内衣	□ 婴儿爽身粉	□ 婴儿配方奶粉（小袋装即可）
□ 婴儿帽	□ 婴儿护臀霜	□ 奶瓶、奶瓶刷
□ 小被子	□ 婴儿湿纸巾	※ 产后尽量让宝宝多吮吸母乳，配方奶视妈妈的身体状况及奶水情况使用。
□ 出院服（1 套）	□ 纸尿裤或棉质尿布	

证件资料及其他物品

☐ 孕妈妈保健手册（包括相关病例） ☐ 医保卡或生育保险卡 ☐ 数码相机

☐ 户口本或身份证（夫妻双方） ☐ 现金 ☐ 录音机/摄像机

☐ 准生证 ☐ 手机 ☐ 各器具配套充电器

可以缓解阵痛的小物品

饮料、吸管：阵痛时使用，可以补充少量水分和能量。

CD或其他音乐播放器：听一些柔和舒缓的音乐，可以平和心境。

暖宝宝：热敷腹部和腰部，可以缓解疼痛，加速阵痛。

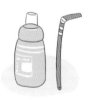

袜子：脚暖了，全身血液循环也会加快，有助于顺利生产。

毛巾：可以用来擦汗，让新妈妈生产时感觉舒适。

提前选好去医院的路线及方式

○ 怎么去

前往医院时，宜由家属驾车或搭乘出租车。若出现大出血或激烈疼痛，要立即呼叫救护车。

○ 走什么路线

事先定好路线，跟出租车司机说明。

○ 跟谁去

有家人陪同自然更好，若不巧独自一人，一定要搭乘出租车，不要自行驾驶。

○ 遇到坏天气时

考虑到可能会延误的时间，事先想好各种能搭乘的交通工具与路线。

饮食助力，分娩更顺利

分娩临近，出于对生产的恐惧，加上阵痛的不断侵袭，有些产妇不想吃东西，也不想动，这样对分娩极为不利。其实，分娩是一项重大的体力活动，产妇必须有足够的能量供给，才能有良好的子宫收缩力把子宫颈口全部打开把孩子娩出。因此，临产前的饮食和生活安排很重要，而且要事先做好准备，避免临产当天的慌乱。

临产前孕妈妈的饮食原则

○ 少吃多餐，每天进食 4～5 餐

○ 饮食宜清淡、易消化，品种多样化

○ 多吃新鲜蔬菜和水果，摄入充足维生素

○ 适当饮用果汁、糖水、白开水等补充水分

○ 准备一些小点心，方便临时补充能量

○ 忌暴饮暴食，以免引起消化不良

○ 忌辛辣、刺激性食物，如浓茶、咖啡及辛辣调味品

○ 忌过咸、过甜和过于油腻的食物，以免加重水肿或肥胖

○ 忌食用过多鸡蛋、牛奶，以免加重胃肠道负担

分娩当天新妈妈的饮食细则

自然分娩的新妈妈通常会经历 3 个产程，不同产程饮食也有些微小的区别：

第一产程通常历时长，而且整个过程又会消耗大量体力，宜吃一些流质或半流质的食物，如稀粥、软面条、蛋羹等；每次不要吃太多，少食多餐。

第二产程子宫收缩频繁，强烈的子宫收缩常常会压迫胃部，引起恶心、呕吐，宜吃一些藕粉、果汁、红糖水等易于消化的食物，以快速补充体力，帮助胎儿娩出。

第三产程通常比较短，可以不进食。分娩结束后 2 小时左右可以进食半流质食物，以补充消耗的能量。如果产程延长，可以喝些红糖水、果汁等以补充体力。

克服阵痛的方法

分娩临近，产科医生大多会建议产妇多活动，一方面可以能够提升肌肉和身体的力量，能增加生产时所需的体力；另一方面可以缓解阵痛，让分娩更顺利。除了多走动之外，孕妈妈可以尝试其他方式，找到自己觉得轻松的姿势和方法，以缓解阵痛，促进分娩。

○ 调整姿势

可以横躺在床上，或趴着身体拱起屁股朝上，或盘腿坐，或张开腿坐并靠在椅背上……动一动，找到自己觉得舒服的姿势。

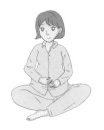

○ 调整呼吸

疼痛减弱时，身体不要使力，放松呼吸；痛感来临时，则深深吐一口长气，将意识集中在呼吸上，可缓解疼痛。

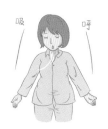

○ 轻轻按摩肚子

以感觉舒服的姿势，轻轻地、慢慢地搓揉肚子，期间别忘了深呼吸。

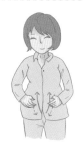

○ 上下楼梯

上下楼梯与屈膝时，骨关节会打开，加上地心引力，会促进阵痛的进行从而缩短阵痛的时间。但要记住要握紧旁边的扶手，慢慢地做。

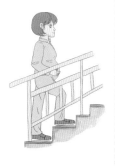

○ 按压疼痛部位

当腰部与肛门感受到疼痛时，可以用网球等球状物按压，身体会比较放松。

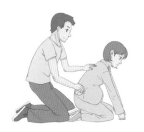

153

No.39   自然产 or 剖宫产，如何选择？

生产方式通常可以分为自然产与剖宫产两大类。自然生产无疑是对母婴健康更好的一种分娩方式，不过为了能以放松的状态生产，具体选择时还请参考医生的指导与建议。

自然产和剖宫产的区别

自然产，即顺产，也就是阴道生产，是指从阵痛（子宫收缩）开始，通过一定的呼吸和用力方式，将胎儿从阴道里产出来的分娩方式。自然生产时，产妇通常会在病房等待阵痛的持续发展，直到子宫口全开，就会被移至产房生产。待胎盘娩出后，医生会检查产妇阴道有无裂伤，对伤者施行缝合术。期间，医生可能会根据产妇的实际情况采取一定的干预措施，帮助产妇顺利生产，比如真空吸引、产钳、阵痛促进剂、会阴侧切等。

自然生产的优缺点分析

优点	缺点
○ 产后恢复快，可立即进食、哺喂母乳	○ 产程较长，会有持久阵痛
○ 仅会阴部位有伤口，出血少，住院时间短，并发症少	○ 胎儿在子宫内可能会发生意外，如脐带绕颈、打结等
○ 经过宫缩和产道的挤压，可以使宝宝的肺功能、皮肤神经末梢得到锻炼	○ 若胎儿过重，可能会造成难产
○ 腹部更容易恢复原来的平坦	○ 如需用产前或真空吸引帮助生产，可能会造成胎儿头部血肿
○ 自然生产的妈妈更有一种心理满足感	○ 阴道松弛，但可通过产后运动恢复

剖宫产，指的是在难以经阴道生产或考虑到产妇意愿的情况下，采取将产妇腹部及子宫切开，把胎儿从子宫里取出来的一种手术。剖宫产又分为两种，一种为预定剖宫生产，即产妇被诊断为难以经阴道生产，预先拟定手术日期，进行剖宫生产；一种是紧急剖宫生产，即在进行阴道生产时，产妇与胎儿出现突发状况，而紧急动手术。

优点	缺点
○ 当顺产有困难或可能对母婴有危险时，剖宫产可以挽救母婴生命，免去产前阵痛之苦以及顺产可能引起的大小便失禁的尴尬	○ 手术时可能发生大出血及副损伤，术后可能发生合并症
○ 减少妊娠并发症和合并症对母婴的影响，更适合高龄产妇及生育功能性缺陷的人群	○ 可能发生子宫切口愈合不良、肠粘连等症
○ 腹腔内有其他疾病，可在手术中同时处理	○ 术后子宫及全身的恢复都比自然生产慢
	○ 再次分娩时为了防止原切口创伤，需要再次剖宫产
	○ 剖宫产会影响产妇体内激素调节，影响母乳分泌，使哺乳的时间推迟

听取医生的建议选择分娩方式

在怀孕期间，孕妈妈就可以多了解分娩知识，并事先决定好想要以什么样的生产方式生下宝宝，另外还可以跟家人和医生商量，继而选择生产方式。通常来说，自然生产是更为理想的，并对母婴健康更好的一种分娩方式。这也是多数人优先选择自然分娩的原因所在。

但是，生产有时候并不能完全按照自己的理想形态来进行。生产的状况，通常会根据胎儿的大小与状态、产道的宽度、产妇的阵痛、呼吸与用力情况而有所改变。若不符合顺产条件，产妇也只能选择剖宫产。所以，具体选择什么样的分娩方式，产妇及其家属都应听从医生的建议。

一些剖宫产的新妈妈，会由于无法自然生产而感到心理空虚、自责。但你要知道，选择剖宫产，其实是为了保护妈妈与胎儿。所以，不管最终选择何种分娩方式，都是每一位妈妈鼓起勇气做出的决定，每一位妈妈都是伟大的母亲，没有必要感到自责和不安。

No.40 产后前 3 天，生活细节安排

新妈妈生产后，身体的恢复非常重要，尤其是产后前 3 天，新妈妈的身体还很虚弱，在饮食以及生活起居方面都要特别注意。另外，生产方式不同，生活护理也需区别对待。

产后第 1 天

无论是自然产还是剖宫产，静卧休养、补足体力都是产后第 1 天的重头戏。不过，自然产妈妈当天就可以进食，并可视身体情况做轻微活动；而剖宫产妈妈则需完全卧床静养。

自然产妈妈

○ 刚生产完可采取半坐卧位闭目养神，数小时后再美美地睡上一觉，并注意保暖。

○ 密切关注阴道出血量，配合医生适时查看伤口、测体温、测脉搏。

○ 吃清淡流食，并在家人或护士的帮助下尽早排尿、主动排尿；分娩 30 分钟后可首次喂奶。

○ 恢复快的新妈妈产后 8 小时即可下床进行简单的活动，但千万不要过度劳累。

新妈妈的身体状况：

子宫收缩到成人头部的大小；腹部有轻微疼痛，在分娩 3 小时后，出现红色恶露；体重会减少 5 ~ 6 千克。

剖宫产妈妈

○ 术后 24 小时都应卧床休息，每隔三四小时，要在家人或护理人员的帮助下翻一次身。

○ 术后前 6 小时内应去枕平卧 6 小时，并将头偏向一侧；6 小时后，可垫上枕头，半卧休息。

○ 等到排气再进食，期间要用湿毛巾不断湿润嘴唇；术后 6 小时可适当进食流食。

○ 少用止疼药，同时密切关注阴道出血量，若超出异常，要及时通知医生。

新妈妈的身体状况：

麻醉及小腿后手术部位会有剧烈疼痛感；术后 3 ~ 4 小时后，会出现红色的恶露。

产后第2天

产后第2天，新妈妈的精神状态在逐渐恢复，但仍然需要多休息。这期间，可能会出现乳房胀痛的情况，妈妈一定要注意多给宝宝哺乳，让宝宝多吮吸，并适当按摩。

自然产妈妈

○ 勤喂母乳。如果胸部疼痛，可用热毛巾按摩胸部。

○ 由于汗水较多，要用热毛巾轻轻擦拭身体，并注意伤口处的卫生。

○ 可以开始洗脸、刷牙，不要盆浴，也不要弯腰洗头，以免增加腹部的压力。

○ 子宫如果疼痛剧烈，可以用手抚摸腹部或趴在床上，以减轻腹痛。

○ 虽然尿液增加，但膀胱还呈松弛状态，所以不能等感到尿意上厕所，应定期排尿。

○ 可以做一些握拳、弯曲脚踝、伸展手臂等轻松运动，如果下床走动，时间不能太长。

新妈妈的身体状况：

红色恶露和会阴部疼痛依然存在；尿液和汗水逐渐增多；因为母乳的生成，所以乳房会变硬并有轻微疼痛感；由于子宫收缩，腹部可能会出现剧烈疼痛。

剖宫产妈妈

○ 可能会出现腹部痉挛，但也不能完全卧床不动，就算身体不允许，也要经常坐卧，并翻身。如果可以，不妨下床站立一会儿或轻走几步。

○ 剖宫产妈妈也要尽早让宝宝吮吸母乳，并坚持按摩胸部，预防乳腺疾病。

○ 导尿管拔除后，新妈妈一定要努力自行排尿，以防尿路感染。

○ 配合医生定时给伤口换药，检查伤口的愈合情况。

新妈妈的身体状况：

身体的疼痛依然很剧烈，可能会出现轻微贫血、发烧等症状；开始分泌母乳，但可能受到抗生素的影响出现乳汁分泌不畅的问题。

产后第 3 天

如果没有出现异常，顺产妈妈通常可以出院了，如果会阴有伤口，第 4 天拆线后可出院（有的医院无需拆线）。剖宫产妈妈通常在这时候可以顺利排气并进食了。

自然产妈妈

○ 让婴儿多吮吸奶水，避免涨奶，具体挤奶手法和新生儿喂养护理问题可以咨询医生或护士。

○ 依然要吃清淡、稀软的食物，预防便秘；3天后就可以吃稍微有些营养的食物了。

○ 不能长时间抱宝宝，不能过度劳累，家事与宝宝照护可请家人帮忙。

○ 会阴切开的新妈妈下床或上洗手间会有不适感，如有便秘可咨询医生。

○ 注意私处卫生，勤换卫生护垫；容易流汗，所以必须勤换内衣，并注意预防着凉。

新妈妈的身体状况：

恶露明显减少，会阴部的伤口也明显好转；母乳分泌开始增多，一定要注意让宝宝多吮吸，并将多余乳汁排空。

剖宫产妈妈

○ 可以刷牙、洗脸；不要洗头，也不要淋浴。

○ 剖宫产妈妈也会流很多汗，所以要经常用温暖的湿毛巾擦拭身体，并更换内衣，但一定要注意保暖，避免着凉。

○ 让宝宝吮吸母乳，涨奶严重的话，可以通过按摩乳房来疏通乳腺管，具体按摩方法可以咨询医生或护理人员。

○ 已经逐渐适应疼痛，可在医生的指导下使用产褥束腹带。

○ 排气后可少量食用流食，但注意要少吃产气食物。

新妈妈的身体状况：

顺利排气，可以进食了；身体疼痛减轻，可以稍微下床活动一会儿了；开始涨奶，一定要注意喂母乳和按摩乳房。

No.41 月子期的保健

分娩后，新妈妈的身体虚弱，抵抗力也较为低下，加之还要承担喂养新生儿的任务，稍有忽视就很容易落下病根。可以说，产后新妈妈的身体调养非常关键。

月子期间，食养为先

分娩时的用力、创伤、出血，让产妇的身体消耗很大，必须依靠适当的饮食补充营养，促进身体的恢复。而且，对于新妈妈来说，乳汁的营养还将直接影响到宝宝的发育和成长。

月子期间饮食营养大原则

月子期间的营养补充也是有讲究的，并非一味大鱼大肉，而是要根据新妈妈的身体恢复情况和体质，进行科学、合理地补充。

生产方式不同，营养补充方案不同

顺产妈妈产后第1天就可以适当进食，补充糖类和蛋白质；产后1周内注意饮食清淡，吃一些稀软易于消化的食物，伤口愈合前少吃鱼类。剖宫产妈妈术后6小时内禁食，6小时后可以喝一点水，待胃肠功能恢复后可以吃少量流食。

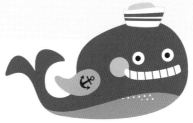

体质不同，食补方案不同

一般来说，寒性体质的新妈妈要选择温补，可食用麻油鸡、四物汤等，尽量避免油腻，以免腹泻；热性体质的新妈妈要注意少用姜、荔枝、桂圆等，滋补品不要太"热"，可吃些丝瓜瘦肉汤、山药鸡汤、莲藕排骨汤等，如果自己无法把握，可以咨询医生。

月子饮食还需跟着季节走

春夏秋冬四季，月子餐也要随之改变，否则达不到食补效果。一般来说，春秋季节坐月子要多吃富含维生素的新鲜蔬菜和水果，如白菜、胡萝卜、菠菜等，要避免食用容易引起上火、咳嗽等症状的食物；夏季坐月子可以多喝清补的汤水，但注意别吃冷食、冷饮；冬季坐月子饮食偏温热，但注意生姜等不宜用太多，别补过头。

根据身体情况食补

新妈妈应根据身体情况有针对性地进行食补。如贫血妈妈可多吃富含铁和蛋白质的食物；便秘的妈妈可以吃芝麻糊、香蕉等促进排便；腰背部、手腕处常疼痛的新妈妈可炖煮杜仲猪腰汤、红枣枸杞排骨汤，以缓解筋骨酸痛。

月子期不同阶段的饮食重点

刚生产完的新妈妈，身体虚弱，不能一味大补，饮食需有针对性，要分阶段，依照新妈妈的身体恢复情况，一边调理一边进补，这样才是更科学的进补方法。

产后第 1 周 身体虚弱，胃口较差	饮食宜清淡、开胃，并注意荤素搭配，以增加新妈妈的食欲和营养的吸收。切勿吃得过于油腻，引起消化不良。
产后第 2 周 恶露减少，伤口在慢慢愈合	可以食用一些有补血养气功效的食物，如动物肝、红枣、枸杞等，以调理气血，促进伤口愈合。
产后第 3 ~ 4 周 宝宝的胃容量增加了不少	可多吃鲫鱼汤、猪蹄汤、排骨汤、鸡汤等食物，以催乳补体。同时，促进身体各组织与器官的恢复，增强身体抵抗力。
产后第 5 ~ 6 周 身体各器官逐渐恢复到健康状态	饮食主要以增强体质、滋补元气为主。可适当多吃一些富含蛋白质、维生素 A、维生素 C、钙、铁、锌的食物。

月子期间饮食之宜

- ○ 饮食要清淡、稀软、易消化，便于刚生产完且肠胃尚虚弱的新妈妈食用。
- ○ 产后补身并不是越多越好，也不是越早越好，而应该根据体质和身体需求来选择。
- ○ 饮食种类多样化，均衡摄取多种营养素，并注意少食多餐，一日可以吃 5 ~ 6 餐。
- ○ 适当增加优质蛋白质、维生素、钙和铁的摄入，以补充新妈妈的体力，增强体质。
- ○ 热量的摄入要适当控制，非哺乳妈妈按照正常人的摄入量即可，不可过多，以免营养过剩，哺乳妈妈则应每日比正常人增加约 500 千卡的热量摄入。
- ○ 进食可按照汤—青菜—主食—肉的顺序进行，先喝汤再吃饭，饭后半小时再吃水果。
- ○ 适宜食用一些汤水类食物，一方面可以促进营养的消化吸收，另一方面可以补充足量的水分，并促进新妈妈的乳汁分泌。

○ 少放盐，但不忌盐，适量补充盐分有助于新妈妈体力的恢复。

月子期间饮食禁忌

○ 忌产后立刻大补，否则，不利于新妈妈的消化和身体的自愈。

○ 忌产后立马节食，否则，不仅不利于身体的恢复，而且还会影响母乳的分泌。

○ 忌过于生冷的饮食，过于寒凉生冷的食物容易损伤脾胃，影响消化，还可能引起腹痛、产后恶露不绝等。

○ 忌辛辣燥热饮食，以免导致新妈妈上火、口舌生疮、大便秘结或痔疮发作。

○ 忌过于油腻的饮食，以免引起消化不良。鸡汤、猪蹄汤也不宜天天喝，以免造成营养过剩。

○ 忌过多食用味精，味精的主要成分是谷氨酸钠，会通过乳汁进入宝宝体内，容易导致宝宝缺锌。

○ 哺乳妈妈忌食大麦及其制品，这些食物都有回乳作用，不利于乳汁分泌。

月子期应摒弃的饮食旧观念

产后早喝催乳汤。汤汤水水营养丰富，利于吸收，但若过早食用，容易导致新妈妈乳汁分泌过多，引起乳房胀痛，还易引起肥胖。

鸡蛋多吃。鸡蛋可以补充营养，促进身体复原和乳汁分泌，但过多食用容易增加胃肠道负担，而且容易引起"蛋白质中毒综合征"。

红糖水多喝。红糖水可以促进产后恶露排出，但当血性恶露排完后还喝反而会适得其反，使恶露排出时间延长。

水果不能吃。水果富含维生素和微量元素，对新妈妈身体好，只要产后前几天避免吃偏凉性的水果（如西瓜）即可。

注重生活细节调养

月子里的日常生活必须妥善处理好，因为这些生活细节不仅关系到新妈妈的身体是否能够正常康复，也会影响到新妈妈日后育儿工作的顺利进行。

保持室内通风

新妈妈分娩后身体虚弱，体质较差，需要在空气清新、通风良好、清洁卫生的环境中生活。即使在冬季，也应每天坚持开窗通风2～3次，每次20～30分钟，这样能减少空气中病原微生物的密度，防止病毒感染。通风时，应避免新妈妈和宝宝受对流风的影响。

劳逸结合，保证休息适当活动

新妈妈每天应保证8～9小时的充足睡眠，尤其是刚生产完时，要注意多卧床休养。但充足的休息并不表示要整天躺在床上，适当活动是非常必要的。在身体允许范围之内，适当的活动可以加速血液循环和体力恢复，对预防月子病也有帮助。

注意清洁卫生，勤换内衣

产后头几天，通常出汗较多，乳房还要分泌乳汁，这样的情况若不做好清洁护理很容易致病。这就要求新妈妈比平时更注意卫生，要及时擦身，勤换内衣、床单。恶露较多时，应勤换卫生垫，如厕后用温水冲洗会阴部（具体方法可以咨询医生或护理人员），以减少感染的发生，等恶露结束就不需要冲洗了。

注意刷牙方式

一方面由于分娩后抵抗力有所降低容易受到病菌侵袭，另一方面由于高营养的食物摄入较多，如果进食后不刷牙，容易导致牙龈炎、牙周炎等口腔疾病。所以，月子里的新妈妈应比平时更注重口腔清洁。做到：餐后漱口，早晚用温水刷牙。漱口水可以选择淡盐水、温水或有特定清洁消毒作用的含漱药液，新妈妈可根据自己的需求选择使用。

月子里也可以洗头、洗澡

传统坐月子观念认为月子里不能洗头、洗澡，以免受风受凉留下病根。这种说法略欠妥当。在以前，受居家环境和经济条件的影响，洗头或洗澡可能会受凉，但现在一般没有这样的影响了。及时洗头、洗澡，不仅可以使身体保持清洁，还能促进全身血液循环，恢复体力，只要注意做好保暖措施即可。

做好防寒保暖措施

刚生产完的新妈妈身体较为虚弱，很容易感觉寒冷，一定要注意防寒保暖。月子里不要碰冷水，即使在夏天，梳洗或清洗东西也要用温水。腰背部和足部的保暖尤其要重视，特别是天气变化时要及时添加衣服，避免受凉。可以自制简易护腰，系在腰上，注意松紧合适；平时可穿着薄厚适宜的棉袜和软底的棉拖鞋，拖鞋应包住脚后跟。

避免长时间看电视、上网

有的新妈妈在月子里喜欢看电视、上网、看书等来打发时间，偶尔无妨，但若长时间如此便对身体不利。尤其是在分娩后的第1周，不要看电视、上网，这样容易产生用眼疲劳、视觉模糊，不利于眼睛保养。过了1周后，有空闲的时间可以每天花半小时左右的时间看电视、上网，3周以后可以每天花1小时左右的时间。光线要适宜，不能长时间用眼，导致眼睛过累，也不要躺着或侧卧着阅读，以免影响视力。

做好乳房护理措施

一般新妈妈产后2～3天会感到乳房发胀，如果不及时采取正确的护理措施，很容易导致乳房胀痛，引起乳腺疾病。一般来说，月子期乳房护理可以从以下几个方面进行：

○ 早开奶、勤哺乳。顺产妈妈产后30分钟即可让宝宝吮吸乳汁，即使乳汁少也要让宝宝吮吸。宝宝吃饱后，可用吸奶器将乳汁吸空，避免乳汁淤积。

○ 采用正确的哺乳姿势。尽量选择让宝宝和妈妈都感觉舒适的姿势，让宝宝含住乳头及大部分乳晕；哺乳结束后，轻轻用食指按压宝宝的下巴，将乳头从宝宝口中移出。

○ 佩戴合适的乳罩。乳罩要适合胀大的乳房，这对于新妈妈乳房保健、便于哺乳和保持形体美都很有必要。

○ 注意乳房清洁卫生。每次喂奶前后都要用温水清洁乳头和乳房，平时也应保持乳头的干燥和清洁，勤换内衣。

○ 经常按摩乳房。乳房胀痛很多时候是由于乳腺管不通畅所致，可采用按摩和热敷来缓解。具体按摩方法为：一只手托住乳房，另一只手轻轻地挤压乳晕部分，使其变得柔软；接着用拇指、食指和中指夹起乳头，轻轻向外拉；然后继续用3根手指夹着乳头，一边轻轻挤压，一边旋转乳头。一天数次。

妈妈心情好，月子轻松坐

由于要适应新角色的转变和身体上的不适，很多新妈妈在产后很容易产生抑郁情绪，进而影响到泌乳和身体的恢复。对此，新妈妈一定要学会心理减压，保持平和的心态和乐观的情绪。家人也需注意观察，及时给以帮助和抚慰，使新妈妈迅速从不良情绪中走出来。

新妈妈的自我调整

○ 新妈妈在产后除了要照顾宝宝之外，也要设法抽出一些时间，调剂生活、舒缓情绪。

○ 学会自我克制，转移注意力。不要总想着不好的事情，也不要过度担忧未来，多进行积极的心理暗示，多想想宝宝，并试着从可爱的宝宝身上寻找快乐。

○ 保证充足的休息和睡眠时间。一些杂事和宝宝的照护问题能放手的尽量让家人或月嫂帮忙。

○ 尽可能地多活动，做一些轻松的家事，饮食上注意多吃蔬菜水果，少吃甜食，保持身体健康可使情绪稳定。

○ 学会倾诉。把自己的感受和想法，以及恼人的情绪告诉新爸爸，与新妈妈共同承担并分享。

○ 记月子日记。把宝宝的变化和坐月子的感想记录下来吧，文字会让新妈妈的心情随之变得平静。

○ 听听音乐。当情绪不好时可以听听音乐，或抒情，或欢快，静静地聆听，可以让新妈妈忘掉烦恼和不快。

家人的关心和理解

家人应该多体谅和关心新妈妈，毕竟刚生完宝宝的新妈妈会比较劳累，产后不适、哺乳以及体内激素水平的变化，都会让新妈妈的神经比较敏感。家人，尤其是新爸爸应该理解并照顾好新妈妈，对新妈妈的不良情绪不要一味责怪或反应过激，避免不必要的精神刺激。大部分的家务活和照顾宝宝的工作，不妨积极地承担下来或从旁协助。如果公公婆婆因为宝宝的性别或一些不同的观念而对新妈妈有不满情绪，新爸爸一定要站在新妈妈这边。

No.42　产后瘦身，重塑好身材

生完孩子，坐好月子，产后瘦身便成了每一位新妈妈较为关心的事情。产后瘦身计划要根据新妈妈身体状况来制定，不可过于心急，但也不能错过恢复黄金期。

产后瘦身的原则及要点

无论采取什么样的瘦身方法，都要遵照科学的原则，并长时间地坚持下去，才能收到好的效果。制订产后瘦身计划，主要遵循以下 4 项原则：

体态恢复慢慢来，忌过早瘦身

一些新妈妈担心在月子期间增加的体重与松弛的皮肤会影响日后的身材，在月子期间就随意节食减重，其实这是不正确的。在月子期间增加进食量，是产褥期妈妈身体恢复与哺乳的需要，任意减重很容易导致新妈妈产后恢复不佳，形成月子病，宝宝的营养和健康状况也会跟不上。新妈妈可在合理饮食基础上，搭配产后运动瘦身，产后瘦身运动应在产后两三个月至半年内进行，此前可以根据身体的恢复情况做一些基础活动和简单的运动。

循序渐进，避免剧烈运动

产后运动时间不可过长、运动量不能太大，应根据身体的恢复情况循序渐进地进行。顺产妈妈产后第 1 天就可以适当活动手脚或下床走动片刻，剖宫产妈妈通常要等到产后 2 周后才可以做一些简单的运动，此后再根据身体恢复情况逐渐增加运动量。运动形式可以选择散步、保健操、瑜伽等。动作幅度不要太大，用力不要过猛，要循序渐进，量力而行。

减重之前，先审视自己的健康状况

产后不适已经消失。通常新妈妈在产后 6 周身体复查情况正常，说明身体恢复较好。在无任何不适感的情况下，可进行力所能及的瘦身锻炼。

月经重新来报道。月经来得早，说明身体恢复较好，不过有规律哺乳的新妈妈月经来得晚也不用着急，只要身体感觉良好，同样可以适度运动。

膳食搭配合理，但不节食减肥

适度运动，再配以合理的营养饮食，肯定会给新妈妈带来惊喜。但要注意，不能节食减肥，尤其在月子期。新妈妈一定要注重饮食营养的质与量，营养摄入要均衡、合理，多吃蔬菜、水果、豆类、鱼类等富含维生素、矿物质和优质蛋白质的食物；并注意荤素搭配、粗细搭配。再加上坚持哺乳，做一些简单的家事与运动，体重自然会慢慢恢复。如果盲目节食减肥，营养跟不上，不仅身体很难恢复到产前的健康水平，宝宝的"粮仓"也会出现"经济危机"，母婴健康都会遭受不利影响。

持之以恒，不可半途而废

对于产后新妈妈来说，体态完全恢复需要半年到一年的时间，这期间，新妈妈可以在医生的指导下制定一套适合自己的瘦身方案，无论是运动还是饮食，根据计划进行，不能偶尔懈怠而暂停计划，也不能因为急于成功而每天进行高强度的锻炼，平和心态，坚定信念，持之以恒，才会有效果。

产后瘦身的秘诀

坚持哺乳

乳汁的分泌会加速消耗身体脂肪，有助于新妈妈早日恢复身材，并能降低产后乳腺癌、卵巢癌的发生概率。

保持良好的习惯

保持良好的姿势，如淋浴时利用水压和手指给身体按摩，每日定时排便，等等，这些良好的习惯对于紧实肌肉，恢复身材都有帮助。

拥有健康的心态

积极、愉快的心态能帮助新妈妈拥有健康的身体反应，可有效避免暴饮暴食的坏习惯，坚定瘦身信心，成就瘦身事业。

咨询专业医师或护理师的意见

在瘦身过程中，得到专业科学的瘦身建议并合理运动，能使瘦身事半功倍，轻松许多。

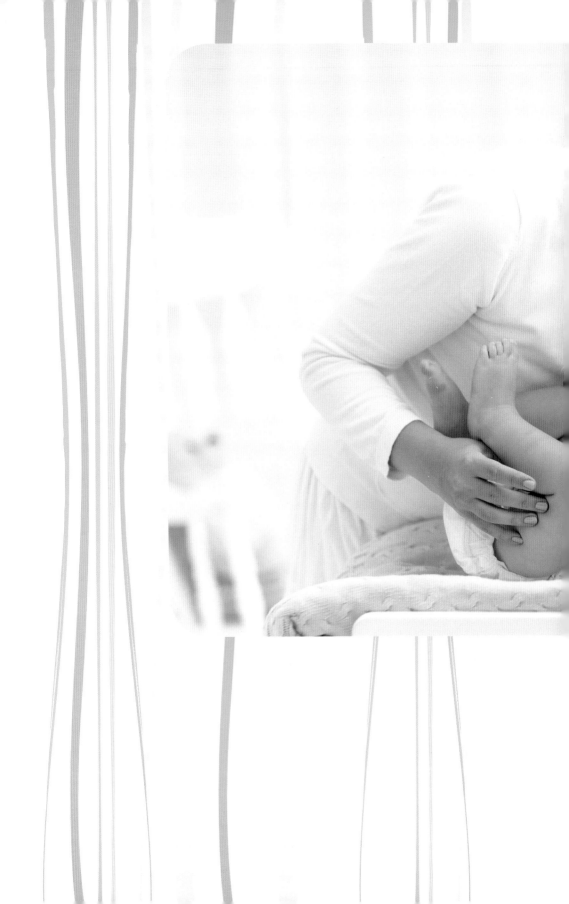

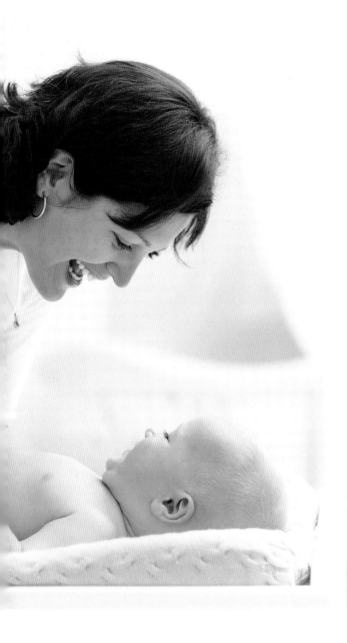

Chapter 8　新生儿养护篇

刚出生的宝宝娇嫩又脆弱，需要家人用心呵护。然而，很多新手爸妈往往缺乏一定的育儿经验，面对新生儿突然出现的状况有些不知所措。其实，只要掌握正确的喂养和护理方法，养护新生儿也没有那么难。如果你还不知道该怎么做，或者无法判断自己做的是否正确，来本章学习下吧！

No.43 认识新生儿

新生儿出生后至 28 天，这一阶段通常被称作新生儿期。初为人父人母，看着怀抱中的新生命，在幸福和感慨生命之神奇的同时，你可能也充满了好奇……

新生儿的身体特征

新生儿出生了，对于新手爸妈来说，新生儿的一切都是陌生的、未知的，在护理上也是不知所措。现在，我们将详细介绍新生儿的身体特征，帮助新手爸妈尽快了解新生儿。

头

身体上最大比例的部位就是头，占全身长度的 1/4. 头围比胸围大 1 厘米左右。一般男婴的头围 34.6 厘米，女婴的头围 34.1 厘米。

囟门

新生儿头上两个头盖骨相接的地方叫做囟门。头顶前部的叫前囟门，呈菱形，宽 2 ~ 3 厘米，长 3 ~ 4 厘米，心脏跳动时这个部位也会随着轻微搏动。后面的为后囟门，比前卤门小很多。新手儿的囟门还没有闭合。

头发

大部分的新生儿出生时头发就已经长出来了。头发的稀疏因人而异。头发的颜色有黑色、浅褐色等。

眼睛

新生儿出生后，眼睛只能分辨明暗。有些新生儿的眼睛分泌物特别多，只要没有达到眼睛充血或者睁不开眼睛的程度，就可以多观察一段时间。出生后新生儿可以看到 20 ~ 30 厘米以内的事物。10 天后可以看到移动的物体。

脸

因通过狭窄的产道，所以顺产新生儿的脸一开始是肿的。脸上有油光，脸颊上有红色的类似小米粒的东西，这是受妈妈体内激素影响所致，所以不用太担心。

鼻子

受到妈妈的激素影响，鼻翼有黄白色的疙瘩。因鼻孔窄且分泌物多，所以喘气的时候会有杂音。只要不影响喝奶就不用太担心。

下巴

新生儿下巴抖动是很正常的现象。有时会有下巴不对称的情况，这与在妈妈肚子里时的头部姿势有关，出生后就会慢慢恢复正常。

耳朵

刚出生的新生儿，左右两只而耳朵在大小、形态方面不一样。虽然这时新生儿的听觉已经比较发达，但一般不会被较大的声音吓到。出生后 3 周左右，耳朵里的羊水出来后，就能区分声音的大小。

手指甲、脚趾甲

半透明的手指甲和脚趾甲从出生时就是长出来的。有些新生儿的指甲甚至长得需要修剪。为了防止新生儿用手指甲划破脸，要常常给新生儿剪指甲。

皮肤

出生后新生儿全身裹着一层像油一样的胎脂。皮肤颜色起初像泡在水里一样有些发青，而后渐渐呈红色。新生儿的皮肤颜色因血管的运动神经尚不稳定和末梢血循环缓慢，所以会呈现多种颜色。新生儿哭时皮肤呈暗红色或紫色；手脚发凉时呈青色；若暴露在冷空气里全身的血管则会出现紫斑。出生后 1 ~ 2 周时胎脂会慢慢脱落，皮肤变得又嫩又干净。

乳房

不管是男婴还是女婴，刚出生的新生儿的乳房都是鼓起来的。因为妈妈的催乳素影响了新生儿的乳腺，有时还会出奶，这时如果挤压的话容易被感染。因此不要挤压，顺其自然，在几个星期之内就能恢复正常。

肚脐

一开始脐带是湿润的，等到了 7 ~ 10 天就会变干且变成黑色，并自然脱落，完全愈合至少要 10 天。这期间给新生儿洗澡后应用络合碘擦拭脐带根部，并注意避免感染。

生殖器

男新生儿的睾丸和女新生儿的外阴出生时会呈现肿胀的状态，一般一周内就会恢复正常。

腿

新生儿出生后腿大多数是"O"型腿。除了睡觉的时候外，把腿拉直，马上又会恢复弯曲。

新生儿特有的生理现象

不同的年龄阶段都有其不同的生理特点，这些不同的生理特点决定了需要有不同的生活方式与之相适应。特别是刚刚脱离母体的新生儿，他们将开始一种全新的生活，如果新手爸妈能了解一些新生儿的生理特点，那对新生儿的喂养和护理可起到积极的指导作用。

溢奶

新生儿的胃处于水平位置，即胃的入口的贲门与胃出口的幽门几乎处在同一水平面上。同时，新生儿胃的容量较小，贲门肌肉发育不充分，关闭不严。因此，喂奶后给新生儿换尿布，新生儿哭闹或多动时，易引起胃内奶汁倒流。

喂奶时，尽量采取正确的姿势，以免新生儿吸入过多空气，引起溢奶。

生理性黄疸

75% ~ 85% 的新生儿在生后第 2 天皮肤开始发黄，逐渐加深，大多在 2 ~ 3 周内完全消失，这种现象称为生理性黄疸，不需要特殊治疗。如果出生后 24 小时内出现黄疸，黄疸持续长，足月儿持续 2 周以上，早产儿持续 4 周以上，或退后又出现，具备其中任何一项者即可诊断为病理性黄疸，那就应立即去医院诊治。

惊吓

新生儿神经系统的发育尚未完善，神经管还没有被完全包裹住，当外界有刺激时，新生儿会突然一惊，或者哭闹。新手爸妈可不必担忧，随着新生儿的成长，这种症状会逐渐消失。

频繁打嗝

由于横膈膜还未发育成熟，新生儿过于兴奋或吃奶后会出现频繁打嗝的现象。此时，新手爸妈可用中指弹击新生儿足底，令其啼哭数声，哭声停止后，打嗝也就随之停止了。

皮肤红斑

新生儿出生后的头几天，可能在面部、躯干和四肢出现大小不等、边缘不清的红斑。个别新生儿出现红斑时，还伴有脱皮现象。新生儿红斑对健康没有任何威胁，不用处理。

新生儿的生长测量

新生儿出生后，尽管能明显看到新生儿的变化，但实际的身长、体重增长的数据似乎更能让新手爸妈放心。面对娇弱的新生儿，如何帮助他们测量身长、体重和头围呢？

身长

身长，即我们平常所说的身高，是体型特征中重要的指标之一。正确的测量方法是获得新生儿身长增长数据的前提，也是及时掌握新生儿生长发育情况的重要手段。

Step1：准备一块硬纸板（硬纸板约长120厘米），将硬纸板铺于木板床上或靠近墙边的地板上；

Step2：然后脱掉新生儿鞋袜、帽子、外衣裤和尿布，让新生儿仰卧在硬纸板上，四肢并拢并伸直，使新生儿的两耳位于同一水平线上，身体与两耳水平线垂直；

Step3：用书本固定新生儿头部并与地板（床板）垂直，并画线标记；

Step4：用一只手握住新生儿两膝，使两下肢互相接触并贴紧硬纸板，再用书抵住新生儿的脚板，使之垂直于地板（床板），并画线标记；

Step5：用皮尺量取两条线之间的距离，即为新生儿的身长。

体重

体重增长是衡量新生儿营养状态和体格发育的重要指标之一，体重过轻或过重都不是健康的表现。新生儿体重测量较为简单，可用小包被将孩子兜住，称重，然后减去小包被及包括尿布在内的一切衣物重量，即为新生儿体重。此外，还可让大人抱着新生儿站在体重秤上称体重，再减去大人的体重和新生儿所穿的衣物重量，即为新生儿体重。

头围

用一条软尺，前面经过新生儿的眉间，后面经过枕骨粗隆高处（后脑勺较为突出的一点）绕头一周所得的数据即是头围大小。量时软尺应紧贴皮肤，注意尺不要打折，长发者应先将头发在软尺经过处向上下分开。

No.44　科学护理新生儿

新生儿自身各个系统的功能发育尚不成熟，适应性差，免疫力差，很容易患病。此时，新手爸妈一定要做好新生儿保健工作，为新生儿健康打好基础。

新生儿身体各部位的护理

看着襁褓中的可爱新生儿，新手爸妈一定是既兴奋又紧张，幼小的新生儿就像刚刚萌出的嫩芽，需要精心的培育和养护才能茁壮成长。那么，在日常的家庭护理中，新手爸妈应该如何做呢？

脐部护理

一般情况下，新生儿的脐带被剪断之后颜色会逐渐的变黑，伤口也在慢慢的愈合。在出生后 1 ~ 2 周内，脐带就会自然脱落。在给新生儿护理脐带的时候，新手爸妈要遵循以下原则：

观察脐带是否出血。新生儿出生后脐带被结扎的 24 小时内，新手爸妈要仔细观察脐带是否有出血现象，如果脐带的纱布上没有血或者少量血渍则不必惊慌，如果纱布被染红了就需要及时通知医生重新包扎。

不要让脐带沾水。脐带没有脱落之前，给新生儿洗澡的时候避免让新生儿脐部沾到水，如果不小心把新生儿脐带的部位弄湿，要及时用干净的棉签把水分吸收，然后再进行脐带护理。

每天给脐带消毒。给新生儿洗澡之后，要用棉签蘸取浓度 75% 的酒精给新生儿消毒，消毒的时候棉签宜沿着脐带底部旋转，轻轻擦拭。

不要摩擦到新生儿的脐带。在脐带伤口还没有复原的时候，给新生儿穿衣服和尿片时要特别注意，不要摩擦到新生儿的脐带，并把尿片穿在新生儿肚脐眼的下面，避免摩擦出现红肿发炎的状况。

皮肤护理

新生儿出生不久，皮肤尚未完全发育，肤质还无法自我实现酸碱平衡。同时，多数新生儿都会出现生理性脱皮，仔细护理新生儿皮肤尤为重要。

保持新生儿皮肤滋润。新生儿的很多皮肤问题，如蜕皮、干裂、湿疹等，都是因为过于干燥引起的，所以新手爸妈要为新生儿做好保湿的工作。每次洗澡过后可为新生儿全身涂抹一遍婴儿油，以防止皮肤水分的流失。此外，若是室内开了空调，则可在房内再添置一台加湿器，以增加房间的湿度。

选择合适的无添加的护肤品。为新生儿挑选的护肤品一定要是无化学成分的婴儿专用护肤品，以免刺激新生儿的肌肤。此外，在购买时，要注意查看产品的生产许可证号、标准号、卫生许可证号等信息是否齐全。

选择浅色、纯棉质地的衣物。新生儿的衣物宜选浅色的，以免染料给新生儿的健康带来危害；挑选内衣时，应选择商标缝在外侧的类型，以避免商标对新生儿肌肤的刺激。此外，衣物的面料应当选用纯棉质地，这样吸水性和透气性更佳。

新生儿的衣物洗涤应选择婴儿专用洗剂，与大人衣物分开洗。成人的清洗剂也不适合清洗新生儿的衣物，因为易对新生儿的肌肤造成刺激。新手爸妈可选用婴儿专用的清洗剂，在挑选时注意清洗剂的所含成分，以香味清淡且不含有害化学成分的为宜。新生儿的衣物应当与大人分开清洗，以免细菌感染。

眼部护理

经自然分娩的新生儿，分娩过程中通常会有分泌物侵入眼内，出现眼睑水肿、眼睛发红等现象，在医院里医生都会给予处理。回家后，新手爸妈除了要在医生的指导下护理新生儿的眼睛，还需要注意新生儿眼部的清洁。给新生儿清洗眼部的时候，先把纱布巾在湿水里沾湿，再挤干水分，由内侧向眼外角两侧轻轻擦拭，擦时要待新生儿闭上眼睛后进行。擦洗完一只眼睛后，清洗纱布巾再擦洗另一只眼睛。如果发现新生儿的眼屎多或结膜充血，须及时就医。

口腔护理

新生儿刚刚出生时，口腔内常常会有一定的分泌物出现，这是一种正常现象。出现此种情况，可以定时给新生儿喂一些温开水，用来清洁口腔中的分泌物，以保持口腔洁净。正常新生儿只需喂奶后擦净口唇、嘴角、颌下的奶渍，保持皮肤黏膜干净清爽即可。

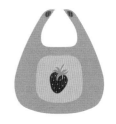

鼻腔护理

新生儿只能使用鼻子进行呼吸，如果鼻子被堵住就会阻碍呼吸，严重的可能造成呼吸困难。所以，新手爸妈要经常注意观察新生儿的鼻孔，及时为他清理鼻垢和鼻涕。清理时用手将新生儿的头部固定好，用婴儿棉签在鼻腔里轻轻转动以清除污物，但是不要伸入过深，动作要轻柔。遇到固结的鼻垢和鼻涕，不可硬拨、硬扯，可滴入1滴淡盐水将鼻垢软化后再取出，在操作过程中切不可碰伤新生儿的鼻腔黏膜。

耳朵护理

使用质地柔软的小毛巾对新生儿耳廓的外侧及内面进行擦拭。如果新生儿因溢奶致使耳部被污染时，新手爸妈要及时用棉球蘸适量温开水将其擦干净。千万不要轻易对新生儿的耳垢进行清理，以免伤到新生儿，而耳垢大多会自然排出耳外。

囟门护理

脑组织软，需要骨性的脑颅保护，但对于密闭的脑颅来说，囟门就是上面的一个开放空隙，因此很容易受到外界不利因素的侵害。采用正确的方法护理新生儿的囟门对保证新生儿健康至关重要。

囟门的清洗可在洗澡时进行，宜选用新生儿专用洗发液，但不能用香皂，以免刺激新生儿头皮，诱发或加重湿疹。清洗时手指应平置在囟门处轻轻揉洗，不要强力按压或搔抓，更不能用硬物在囟门处刮划。如果囟门处有胎垢，可在新生儿睡觉时涂抹适量的润肤露或橄榄油以软化胎垢，待其自行脱落即可。

如何给新生儿换尿布

新生儿排尿、排便的次数和时间都是不定的，加之新生儿的肌肤十分娇嫩，如果小屁屁整天被尿布包裹，很容易出现"红屁屁"。所以，为了让新生儿的小屁屁保持干爽和清洁，新手爸妈要勤帮新生儿换尿布。但是作为新手爸妈，有时候会觉得自己一个人根本完成不了这样一件事儿，即使是自己一个人完成，多数时候也会手忙脚乱。到底如何给新生儿换尿布呢?

1 时常检查新生儿是否尿了、便了。检查时，妈妈只需将手指从新生儿大腿根部探入，便知道新生儿是否尿了。如果新生儿尿了，还需要进一步检查新生儿是否拉了便便。

2 做好准备工作。在换尿布前将干净的尿布、尿布桶、婴儿棉柔巾、护臀膏、温水等准备好，新手爸妈也要清洁好双手。如果新生儿的衣物尿湿或弄脏了，还需要为新生儿准备干净衣物。

3 安置好新生儿。将新生儿平放在尿布台上或铺有垫子的床上。

4 更换时，先掀开尿布的前片，如尿布上仅有尿液，妈妈可以一手握住新生儿脚部，一手将尿布前片干燥处由前向后轻轻擦拭外生殖器部位，将尿液沾干，然后抬起臀部，把尿布撤出。如有粪便，一手握住新生儿脚部，将尿布折叠，包住粪便。之后，再将棉柔巾沾水，清洗新生儿外生殖器部分，并将臀部上的污物擦干净，再用一片干净的棉柔巾沾上温水清洗臀部。注意要将皮肤皱褶处的污物清洗干净。清洗干净后，用干净的卫生纸擦干新生儿外生殖器部位和屁屁的水，注意将大腿根部褶皱处的水也要擦干。

5 将干净的尿布放在新生儿的屁屁下面，倘若是男新生儿，则可以在上面放一条尿布，以防新生儿突然尿尿或拉屎，之后可以让新生儿躺一下，将屁屁上的水晾干。

6 给新生儿涂上护臀膏，再将长方形尿布对折垫于臀部，兜过肛门、生殖器后覆于腹部，然后将尿布两头塞进松紧带后整理平整即可。

无论是使用何种尿布，都不要包住新生儿的肚脐，以免尿液将肚脐打湿引起感染。另外，预防新生儿红屁屁较好的办法就是保持臀部的干燥。

新生儿洗澡须知

给新生儿洗澡并不是什么难题，新手爸妈不必过于担心，只要遵循一些原则和要求，一般是不会伤害到新生儿的。下面就来正式教大家如何给新生儿洗澡了。

轻松给新生儿洗澡

○ 做好准备工作

让室温保持在 26℃ 左右。准备好给新生儿洗澡需要的浴盆、浴巾、手帕巾、衣服、尿片、润肤露、棉签和 75% 的酒精。

○ 测试水温

先将冷水倒入浴盆内，再倒入热水，用手肘测试水温。为了测试水温更方便，妈妈也可以使用专门的水温计测试，温度大概在 37℃。

○ 脱衣服

先将新生儿外套或棉衣脱掉，内衣先不脱。

○ 洗脸

让新生儿平躺在平台上，将手帕巾打湿并拧干，轻轻擦拭新生儿的面部，由内向外轻擦新生儿的眼睛。

○ 洗头

用左肘部和腰部夹住新生儿的屁股，左手掌和左臂托住新生儿的头，大拇指和无名指分别按住新生儿两侧的耳洞，用右手慢慢清洗新生儿的头发。洗完后，拧干手帕巾，帮新生儿擦拭干头上的水。

○ 洗身体

如果新生儿的脐带还未脱落，洗澡的时候应该分上下身来洗，先洗上身，采取和洗头一样的姿势，依次洗新生儿的颈、腋、前胸、后背、双臂和手，然后洗下身，把新生儿的头部靠在左肘窝，左手握住新生儿的左大腿，依次洗新生儿的阴部、臀部、大腿、小腿和脚；如果新生儿的脐带已经脱落了，可以在洗完头和脸之后直接将新生儿放在浴盆中，注意要用手抬住新生儿的头，成仰卧的姿态，由上而下洗完后，将新生儿改为伏靠的俯卧姿势，以洗背部及臀部肛门处。

○ 擦干、涂润肤露

将新生儿放置在浴巾上，擦干身上的水分，再涂上润肤露，穿好衣服即可。

给新生儿洗澡时，动作既要快，又要轻柔，每次洗澡不超过 10 分钟。

五种情况下不宜给新生儿洗澡

- 打预防针后 24 小时内不要给新生儿洗澡。
- 遇有频繁呕吐、腹泻时暂时不要洗澡。
- 当新生儿发生皮肤损害时，不宜洗澡。
- 喂奶后不应马上洗澡。洗澡通常应在喂奶后 1 ~ 2 小时进行。
- 低体重儿要慎重洗澡。低体重儿大多为早产儿，由于发育不成熟，生活能力低下，皮下脂肪薄，体温调节功能差，很容易受环境温度的变化出现体温波动。

让新生儿拥有充足的优质睡眠

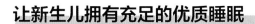

新生儿大脑发育尚不健全，足够的睡眠是保证新生儿健康的先决条件之一。新生儿每天睡 21 ~ 22 小时，觉醒时间 2 ~ 3 小时，即除了吃奶、哭、排便外，基本上处于睡眠状态，睡眠时间占全天的 90%。尽管新生儿睡眠时间较长，但也存在睡眠浅，易惊醒，白天睡得多、晚上难以入睡等情况。作为父母，如何帮助新生儿调整睡眠"时差"，拥有优质睡眠呢？

让新生儿适应白天与黑夜的概念。白天睡觉不拉窗帘，保持室内的光亮，也没有必要为了新生儿睡觉而不制造任何嘈杂的声音或低声讲话。夜晚的时候要把灯调暗，说话也要小声。

新生儿睡觉中途醒来很正常。新生儿睡眠有节律，当一个睡眠阶段完成后，就会迎来下一个阶段，在两个睡眠阶段交替时，新生儿会短暂地醒来，表现出哭闹、哼唧或呜咽等。此时，妈妈不用过于担心新生儿是要醒了，可以轻拍新生儿进行安抚，使其再次入睡。

另外，新生儿在睡眠时出现惊跳反应，表现为新生儿入睡后手脚可能会颤动，小胳膊会突然张开又收回，还会哭闹甚至醒了，这些都是新生儿神经系统发育尚不成熟造成的。当新生儿出现惊跳反应时，妈妈可一手按住新生儿的双手，一手轻拍新生儿，使其入睡。

No.45　新生儿的喂养

新生儿喂养分为母乳喂养、人工喂养和混合喂养三种。不论新妈妈选择哪种喂养方式，对新生儿健康来说，可都是一件大事！你知道怎样正确喂养新生儿吗？

新生儿出生后的第一口奶

新生儿出生后喝的第一口奶是母乳，还是配方乳？相信很多新妈妈都经历过这样的选择。即便想母乳喂养，可还是会担心产后无法这么快下奶，担心新生儿会饿。

的确，刚生产完的新妈妈不可能马上有母乳，但新生儿也不需要马上喂养。有研究显示，新生儿在出生后的 72 小时内即使不进食也不会有任何危险。刚出生的新生儿哭闹并不一定表示新生儿饿了，因为新生儿肺内充满液体，为了促使肺内液体回吸收，很多刚出生的新生儿会经常哭闹。

而对于多数新妈妈来说，在孕期就应坚定母乳喂养的决心，并做好乳房护理。如果新妈妈和新生儿一切正常，顺产妈妈分娩半小时后即可开奶；剖宫产妈妈也可在输尿管撤离后一两小时内开奶。尽早给新生儿哺乳，不仅能增加乳汁的分泌，还有助于新生儿提高免疫力，相信多数妈妈都会义无反顾地选择母乳作为新生儿的第一口奶。

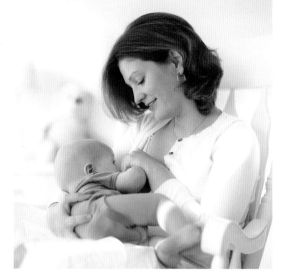

想要让新生儿顺利吃上第一口母乳，新妈妈要注意以下几点：

○　第一次喂奶，注意乳房清洁

产后新妈妈在给新生儿喂奶前，请先检查一下自己的乳房是否清洁。孕期或产后乳房可能会分泌出一些乳汁，加上出汗等原因，乳头上可能会积有垢痂。在第一次给新生儿哺乳前，应该用食用植物油涂抹在乳头的干垢痂上，使垢痂变软，然后用温开水洗净乳头。

有些新妈妈产后没有涨奶的感觉，或者用吸奶器、手挤不出奶，就担心自己的奶水不足，从而放弃母乳或加配方乳喂养。其实这些情况都不代表新生儿吸吮不出乳汁。实际上，母乳的分泌量和新生儿的胃是相适应的，越刺激乳头奶水才会越多。

同时，新生儿胃容量小，妈妈的奶水能满足新生儿的需求。出生后第1天，新生儿的胃只有玻璃球大小，可装3～5毫升，所以哪怕新生儿只吸到几滴奶也是够了的；第3天，新生儿的胃有核桃大小，可装25～30毫升，第五天到1周左右，新生儿的胃有乒乓球大小。新妈妈不必担心奶水不够，新生儿吃不饱等问题。

有些新妈妈认为新生儿刚出生，母乳量很少，所以为了缓解新生儿在开奶之前的饥饿症状，就会喂新生儿一些糖水或配方乳，其实这是完全没有必要且是不科学的做法。由于新生儿在出生前体内已经贮存了足够的营养及水分，初乳量虽少，但营养价值高，一般都能满足新生儿的营养需求，也能够足够喂饱新生儿，所以尽量不要再给新生儿喂其他食物。

新生儿往往容易接受第一种口味，糖水或冲制的奶粉口味不同于母乳，如果在开奶前即给新生儿喂食糖水或配方乳，可能会改变新生儿今后的饮食习惯，使新生儿日后不喜欢母乳的味道，严重者还会拒绝食用母乳。

新生儿的吮吸可以有效促进新妈妈神经垂体分泌催产素和腺垂体分泌催乳素，刺激乳汁分泌。产后新妈妈想要开奶，增加新生儿吮吸的频率和时间远比请开奶师开奶来得方便、有效和安全。

坚持母乳喂养

母乳是大自然赐给每个妈妈珍贵的礼物，且母乳中含有数百种营养成分，能够满足新生儿健康成长所需。

母乳，尤其是初乳中含有丰富的免疫球蛋白，可帮助新生儿对抗细菌、病毒和过敏原的侵扰。另外，能促进乳酸杆菌生长、抑制大肠杆菌、减少肠道感染的因子在母乳当中含量较多，这些因子在预防小儿肠道或全身感染中都有积极的作用。不难发现，母乳喂养有助于新生儿免疫系统的建立，并增强其抗病能力。

母乳喂养除了上述好处外，还有助于增进新妈妈与新生儿的情感交流。母乳喂养行为使妈妈与新生儿间每天有数次甚至十几次接触、拥抱、抚摸，能够带给新生儿深刻、微妙的心理暗示和情感交流。

母乳是否充足，新生儿能不能吃饱是哺乳期妈妈常有的疑虑和担心。母乳充足，可以通过以下几个指标来判断：

○ 新生儿常常有黄绿色大便，有的新生儿甚至每次吃完奶都会大便，每天排尿 6 ~ 8 次。小便的颜色呈淡黄色或无色。

○ 新生儿在吃奶时，可以听到"咕嘟、咕嘟"的吞咽声，吃奶后，新生儿表现出明显的满足感。新生儿不吃奶时，精神状态也很好，感觉很满足、很快乐。

○ 喂奶之前，新妈妈感觉乳房胀满，喂奶时有下乳感；喂奶后，乳房变得柔软。

○ 新生儿每周体重增长在 150 克以上。

尽管母乳喂养能给新生儿提供近乎完美的营养，但母乳中维生素 D、维生素 K、铁含量不足。因此，母乳喂养的新生儿可在医生的建议下适量补充这些营养素。

在此基础上，新妈妈为保证母乳喂养和健康，还需要注意哺乳姿势和催乳。

采取正确的哺乳姿势

○ 摇篮式　让新生儿侧卧在新妈妈臂下大约平腰部，头部靠在新妈妈左手的肘窝内，手指搂住新生儿的腰部和臀部或者大腿上部，右手手指以拇指和其余四指张开呈"八字形"扶托左侧乳房。如果是哺乳右侧乳房，需要将左右手动作对换。

○ 橄榄球式　像在腋下夹持一个橄榄球那样用右上臂夹住新生儿双腿，让新生儿上身呈半坐卧位姿势正对新妈妈胸前，可用枕头适当垫高新生儿头部，以便能够到乳头。右手掌托于新生儿头枕部，左手手指以拇指和其余四指张开呈"八字形"贴于右侧乳头。如果是哺乳左侧乳房，需要将左右手动作对换。

○ 交叉式　新妈妈用左手掌握住新生儿的头枕部，新生儿面朝乳房，小嘴正对乳头，左手手腕放在新生儿两肩胛之间，大拇指和其余四指张开分别贴放在头部两侧的耳后，将右手拇指和其余四指分别张开呈"C 字形"贴于右乳房外侧，食指则放在乳头、乳晕内下方新生儿下巴接近乳房皮肤的区域。如果是哺乳左侧乳房，需要将左右手动作对换。

○ 侧卧式　新妈妈身体侧卧，用枕头垫在头下。让新生儿侧身与新妈妈正面相对，母婴腹部相贴，新妈妈用一只手扶住新生儿的腰部和臀部，或用一个小枕头垫在新生儿后背部，让新生儿小嘴与妈妈乳头处在同一平面。采用侧卧式哺乳，新妈妈要注意自己的姿势和新生儿的呼吸，以免乳房压住新生儿的鼻子。

循序渐进来催乳

○ **产后3天再喝催乳汤** 产后新妈妈为了保证乳汁分泌，大多会选择喝催乳汤来催乳，但一般建议在产后第3天开始给妈妈喝催乳汤。过早的喝催乳汤，会使乳汁下来过快过多，新生儿吃不了，不但会造成浪费，还会使妈妈乳管堵塞而出现乳房胀痛。过晚喝催乳汤又会使乳汁下来过慢过少，新妈妈会因无奶而心情紧张，泌乳量会进一步减少，形成恶性循环。

○ **避开回乳食物** 大麦及其制品、人参、韭菜、韭黄、花椒等食物有回乳的作用，所以产后哺乳的新妈妈应忌食。另外，凉性的食物大多会回乳，比如菊花茶、瓜类、薄荷等新妈妈也要尽量忌食。

○ **睡眠好，奶水多又好** 乳汁的分泌与新生儿的吮吸有关，还与新妈妈的精神状态、睡眠质量有直接的关系。新妈妈要配合新生儿的睡眠，当新生儿在睡觉时，新妈妈要抓紧时间睡觉，同时请家人或月嫂多分担照顾新生儿的任务。

○ **适当进行催乳按摩** 新妈妈可先用热毛巾敷乳房几分钟，再将双手置于乳房的上、下方，以环形方向按摩乳房。如果按摩前乳房有硬块，可选用冰卷心菜叶冷敷乳房几分钟，但不要接触的乳头。

母乳补充或替代：配方乳

母乳是新生儿理想的食物，但在某些情况下，妈妈不得不选择配方乳来补充或替代母乳。配方乳是为了补充母乳量上的不足而产生的，不是为了弥补质上的不足。新生儿是否需要使用配方乳，需要考虑以下几种情况：

○ 母乳不足

○ 母乳喂养期间新生儿体重增长极为缓慢

○ 新妈妈不愿进行母乳喂养

○ 新妈妈存在母乳喂养禁忌症，如处于各种传染病的急性传染期，如急性肝炎、活动期肺结核等；新妈妈为心脑血管疾病且合并严重功能障碍者

○ 新妈妈患病需用有害于新生儿的药物治疗

○ 新生儿先天性代谢疾患，如苯丙酮尿症、枫糖血症和半乳糖血症，须在医生指导下选择乳类以外的营养品

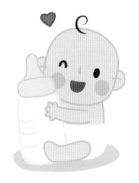

配方乳的选择

如果确定用配方乳喂养，那么奶粉的选择就成了多数新手爸妈首要关心的事情。奶粉选择国产还是进口？是否安全？需要强调某些营养素吗？是否适合自家新生儿？想必多数新手爸妈在这些问题上都有自己的考虑，但不论如何，选择质量可靠，且适合新生儿的配方乳才是较为重要的。

○ 注意成分标明　除营养均衡外，更要针对新生儿需求做机能性选择，对于奶粉中所添加的特殊配方，也应有临床实验证明或报告。除此之外，如果新生儿是过敏体质，妈妈还需特别留意产品包装上的说明，以免误食带来不必要的麻烦。

○ 选择接近母乳的配方乳　目前市场上配方乳大都接近于母乳成分，只是在个别成分和数量上有所不同。母乳中有 27% 蛋白质是 α–乳清蛋白，而牛奶中仅占全部蛋白质 4% 的 α–乳清蛋白能提供更接近母乳的氨基酸组合，能提高蛋白质的生物利用度，降低蛋白质总量，从而有效减轻肾脏负担。同时，α–乳清蛋白还含有调节睡眠的神经递质，有助于新生儿睡眠，促进大脑发育的作用，因此，要首选 α–乳清蛋白含量较接近母乳的配方乳。

○ 强调吸收率　新生儿身体各个器官都较为稚嫩，在选购奶粉时应尽量选择促进消化和吸收的配方。

通过观察奶粉质地，鉴定其是否安全

尽管在挑选奶粉时做好了各项功课，但新妈妈还是会有疑惑，买回来的奶粉真的安全吗？如果新妈妈不放心，可以通过下面的方法，直接判断奶粉的质量。

○ 一捏：用手捏住奶粉包装进行摩擦运动，好的奶粉粉质细腻，会发出"吱吱"的声音；

○ 二看：奶粉颜色一般为乳白色或乳黄色，颗粒均匀一致，细看无结晶状；冲调好以后好奶粉没有结块，液体呈乳白色。

○ 三考验：优质奶粉用水冲后，奶粉和水能很快溶在一起，没有沉淀；不好的奶粉，溶解起来较慢，结块较多。

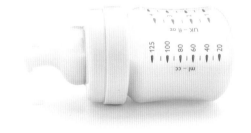

配方乳喂养的注意事项

优质的配方乳较为接近母乳的品质，尽管如此，在使用配方乳喂养新生儿时还是需要注意以下细节：

○ 新生儿喂养的时间和量　新生儿出生后的头3天，如果新妈妈暂时没有母乳或者确实量很少不能满足新生儿的需要，在吮吸母乳后，用小硅胶软勺喂适量配方乳。如果是人工喂养，约每隔2小时给新生儿喂一次奶。新生儿出生后2周内每餐能喝30～60毫升的奶，15天后，如果消化正常，每顿喝60～70毫升的奶。新生儿提倡按需喂奶，喝奶的量、间隔时间和次数需视新生儿个体的需求而定。

○ 冲调奶粉先加水后加奶粉　先加水后加奶粉比较容易控制奶粉的量和浓度，也不容易造成浪费。适宜冲调配方乳的水温是40～60℃。

○ 忌给新生儿喂剩奶　每次吃剩下的奶一定要倒掉，不能留到下一餐再吃。因为，牛奶是很好的细菌培养基，如果给新生儿喂食剩奶，可能导致新生儿腹泻、食物中毒。

○ 观察新生儿吃配方乳后的反应　新生儿愿意喝，且喝完配方乳后没有哭闹、腹泻等症状，新生儿的生长发育指标正常，这些都说明此种配方乳适合新生儿。

○ 给新生儿喂适量白开水　在两次喂奶之间，可以给新生儿喂适量的白开水。天气炎热或者新生儿出汗多的时候，水量则需要相应增加。可以通过观察新生儿小便的颜色来判断是否该给他喝水，如果小便是透明无色的，说明他身体里的水分够了；如果小便发黄，说明他需要补充一定的水分。

○ 奶瓶用完要消毒　冲调新生儿奶粉的奶瓶、奶嘴在每次使用完都要清洁、消毒，不能仅用冷水冲洗。

特殊新生儿的喂养

喂养新生儿本就不是一件容易的事情，新手爸妈不能照本宣科，也不能一味地模仿其他爸妈的做法来喂养新生儿。不同的新生儿，喂养方式不同，需求的营养也不同，特别是巨大儿、早产儿和双胞胎。

巨大儿的喂养

巨大儿是指出生时体重在 4.5 千克以上的新生儿。有时候，出生时肌肉骨骼坚实的新生儿也会造成体重过重，但这些新生儿并不算巨大儿。巨大儿由于身体的特殊性，在喂养上与正常新生儿还是应该有所区分。

相比母乳喂养，人工喂养的胖新生儿要多一些，所以巨大儿更提倡母乳喂养。母乳实在不足了，也要让新生儿先吃完母乳，如果新生儿没有喝饱的话再补充婴幼儿配方奶粉。在此基础上，新手爸妈不能因为主观意愿上想要给新生儿"减肥"而减少喂养量。巨大儿的喂养量应该以新生儿体重与正常儿体重的折中数计算，如正常新生儿平均出生体重为3千克，该新生儿的体重为5千克，则按4千克新生儿的喂养量给予喂养。另外，新妈妈和其他看护人应尽早学会分辨宝贝啼哭的原因，不要总用奶水来安慰新生儿。

在喂养中，新手爸妈应该根据新生儿的实际生长发育情况，参考医生的意见确定新生儿的喂养方案。如果新生儿吃得多，身体长得也结实匀称，身高与体重同步增长，那么就应该给予新生儿足够的喂养量，充分满足新生儿生长发育的需要。如果新生儿只长体重不长个，肌肉松弛不结实，那就要考虑是否喂养不当。

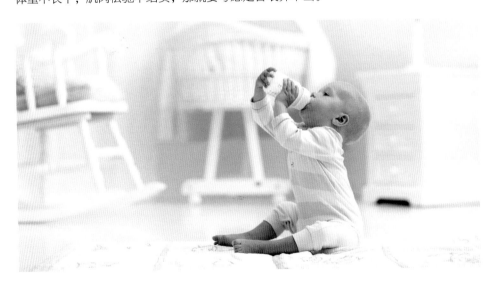

早产儿的喂养

早产儿是指不足 37 周出生的婴儿。与足月儿相比，早产儿由于组织器官发育不成熟，身体的功能、生活能力和抵抗力都比较差，易出现呼吸中枢发育不成熟、肝脏功能不完善、低血糖、低血钙、智力低下的诸多病症，因此要加强对早产儿的喂养。新手爸妈应在医生的指导下科学喂养、细心护理，让早产儿健康成长。

喂哺早产儿以母乳较为适宜。但是大多数早产儿出生后会在医院住上几天，可能暂时不能实现亲喂，此时妈妈要坚持挤奶，然后将挤出来的奶放冰箱冷藏或冷冻后再给宝宝喝。早产宝宝出院后，妈妈给他哺乳时宜选用交叉式的哺乳姿势，且坚持少量多次喂养的原则，一天至少给早产儿喂奶 12 次，且在喂奶期间可以让宝宝吃一分钟后休息一会儿再喝。

在母乳不足的情况下，也可考虑用早产儿配方奶人工喂养。

双胞胎儿的喂养

据统计，大多数双胞胎都提早来到人世间。由于早产，以致先天不足，体重较轻（50% 左右的双胞胎儿体重在 2.5 千克以下）。由于发育不成熟，生活能力比正常单胎儿差，故应采用特殊方法喂养。

双胞胎以母乳喂养为佳。双胞胎体内贮糖量不足，产后新妈妈应尽早开奶，否则新生儿易发生低血糖。早产双胞胎吸吮能力差，吞咽功能不全，易发生呛奶，加上胃容量小，消化能力差，极易溢奶，宜采用少食多餐的喂哺方法。妈妈每次喂奶时，可让两个新生儿互相交换吸吮一侧乳房，因为新生儿的吸吮能力和胃口有差异，每次交换吸吮，有助于两侧乳房均匀分泌更多的乳汁。

如果新妈妈母乳实在无法满足两个宝宝的生长发育需求，可采取混合喂养的方式同时给两个宝宝喂母乳和早产配方奶粉，也可先只给小一点的宝宝喂母乳，而大一点的宝宝采取人工喂养，待小的宝宝体重赶上来后，再同时给予混合喂养。

另外，由于孕妈妈在孕期要孕育两个胎儿，营养素摄入往往不足，导致双胞胎儿体内各种营养贮备较少，因此，要尽早给双胞胎儿添加营养素。双胞胎儿出生第 2 周开始即可适量补充维生素 C。为预防双胞胎儿患佝偻病和促进体内钙的吸收，从双胞胎出生第 2 周起，可以补给鱼肝油，每天 1 次，每次 1 滴。

No.46　疫苗接种事宜

疫苗接种是降低新生儿患病风险的有效方式之一。新手爸妈对于疫苗接种多少都有会疑问：新生儿必须接种的疫苗有哪些？疫苗接种要注意些什么？

新生儿疫苗接种的类型

新生儿出生 24 小时内，如无任何异常，医生就会通知父母带新生儿去接种疫苗。看到《儿童预防接种证》上的记录，得知新生儿是接种了卡介苗和乙肝疫苗。这时新手爸妈不禁有疑问，为什么是接种这两种疫苗？

新生儿感染乙肝病毒（HBV）后约有 90% 以上的人将成为乙肝病毒的慢性携带者，因此，乙肝疫苗的第 1 剂接种应在新生儿出生后 24 小时内接种，以使新生儿获得保护。接种卡介苗，对儿童期脑膜炎和播散性肺结核具有可靠的保护效果。我国规定：新生儿在满足条件的情况下，需在出生 24 小时后尽快注射卡介苗。

	卡介苗	乙肝疫苗
预防疾病	肺结核、结核性脑膜炎	乙型肝炎
剂型	针剂	针剂
接种时间	出生 24 小时内	出生 24 小时内（妈妈是乙肝携带者的话，新生儿宜在出生后 12 小时内接种）
正常反应	皮内接种卡介苗 2 ~ 3 天内，接种部位皮肤可略有红肿。 接种后 3 周左右接种部位可能出现红肿，中间逐渐软化，形成白色小脓疱。1 ~ 2 周脓疱结痂，愈合后可留有圆形瘢痕，持续 2 个月左右。 可引起接种部位附近的淋巴结肿大（多为腋下淋巴结肿大）。	一般无特殊反应，被注射部位局部可出现红肿、硬结、短暂炎症反应，2 ~ 3 天自行消退。 或可出现低中度发热，一般会自行消退，高热需及时就医。 部分新生儿可出现头痛、头晕、全身无力、寒颤、恶心，呕吐，腹痛、腹泻等症状。一般在 24 小时内会自行消退。
接种禁忌	缓种：早产儿、难产新生儿、低出生体重新生儿（出生体重低于 2500 克），出生后有黄疸的新生儿。 禁种：先天免疫缺陷的新生儿。	缓种：低体重、早产、剖宫产等非正常生产的新生儿。 禁种：神经系统、脑发育不正常的新生儿；先天免疫缺陷的新生儿。

188

我国儿童免疫接种一览表

儿童计划免疫是根据危害儿童健康的一些传染病，利用安全有效的疫苗，按照规定的免疫程序进行预防接种，提高儿童免疫力，以达到预防相应传染病的目的。根据我国卫生部规定，婴儿1岁内必须完成卡介苗、脊髓灰质炎疫苗、百日破混合制剂、麻疹疫苗、乙肝疫苗接种的基础免疫。按照疾病流行地区和季节的差异，或父母的意愿，有时也需要进行乙型脑炎疫苗、流感疫苗、水痘疫苗、轮状病毒疫苗、甲型肝炎疫苗等的接种。

	卡介苗	乙肝疫苗	脊髓灰质炎疫苗	百白破疫苗	麻疹	白破二联疫苗
出生24小时内	✓	✓				
1月龄		✓				
2月龄			✓（1）			
3月龄			✓（2）	✓（1）		
4月龄			✓（3）	✓（2）		
5月龄				✓（3）		
6月龄		✓（3）				
8月龄					✓	
1.5～2岁			✓（部分）	✓（加强）		
4岁			✓（加强）			
7岁					✓（加强）	✓
12岁	✓（加强，农村）					

新生儿接种疫苗的注意事项

○　带好证件。《儿童预防接种证》一定要带上。新生儿接种的时候需要在上面做记录，接种人员也会根据这些记录以及其他因素来确定给新生儿接种何种疫苗。

○　如果新生儿患有某些先天性疾病或身体不适，接种前应咨询医生。

○　接种疫苗后的24小时内不要给新生儿洗澡，但要保证接种部位的清洁，防止局部感染。

○　接种疫苗后，如果新生儿出现轻微发热、食欲不振、烦躁、哭闹的现象，不必担心。但如果反应强烈且持续时间长，就应该立刻带新生儿去医院就诊。

No.47　应对新生儿的常见疾病和不适

新生儿的身体出现任何疾病或不适，都会影响新生儿的生长发育和健康成长，同时也让爸妈心急如焚，因此，新手爸妈有必要了解并掌握以下应对措施。

发热

新生儿发热是一种常见的症状，是机体对各种有害刺激的防御反应，对免疫系统有重要的刺激作用，新手爸妈应引起足够的重视。

疾病解析

正常新生儿肛温为 36.2℃～37.8℃，腋下温度为 36℃～37℃；新生儿肛温超过 37.8℃，腋温超过 37℃，即为发热。由于新生儿对发热的耐受力较好而表现反应不多，感冒时体温可突然升高达 40℃左右。

新生儿发热症状较为明显的一个特征就是体温升高，同时脸部会发红，伴随哭闹、不爱吃奶、两眼显得无神、精神状态不好等特征。

新生儿的体温中枢发育不成熟，汗腺组织发育也不完善，自身的调节能力较差，无论产热还是散热功能都不如成年人，加之皮下脂肪薄，体表面积大，体温易受周围环境温度影响。因此，很多因素都可以引起新生儿发热，如室温过高、包裹过严过多、疾病感染等。

预防与应对

○　了解母乳量及喂养量是否足够，如果不够，应加喂母乳次数并酌情补液，观察体温是否下降。

○　检查环境温度是否过高，以及衣物及包裹是否过多或过紧，并适当调整。

○　用冰袋、冷毛巾敷于新生儿前额、枕部，也可用温水擦洗新生儿的身体，包括前额、枕部、颈部、四肢、腋下和腹股沟处，水温控制在 33℃～36℃。

○　如果上述处理仍没达到降温的效果，应及时去医院就诊和治疗。

肺炎

肺炎是新生儿时期常见的呼吸道感染疾病之一，四季均易发生，但以冬春季为多。虽然症状不易觉察，但是危害相当严重。

疾病解析

新生儿肺炎包括羊水吸入、胎粪吸入及乳汁吸入性肺炎，宫内感染和出生后感染性肺炎。羊水和胎粪吸入性肺炎主要发生在新生儿出生前和出生时，由宫内缺氧所致，较为严重，需住院治疗，感染性肺炎则要做好日后的护理。

预防与应对

○ 采用正确的喂奶方式，降低新生儿发生吸入性肺炎的可能性。

○ 新生儿的居室应定期通风，保证良好的卫生环境，积极预防新生儿感染。

○ 如果新生儿不慎患上肺炎，妈妈要及时给新生儿补充水分，可以是温开水或淡盐水。

黄疸

一般来说，新生儿出生后，在医院一天需测 3 次黄疸，如无异常，出生后 15 天复测，28 天体检也会测试。医院还会发预防黄疸的药物给新生儿吃。

疾病解析

新生儿黄疸是指新生儿时期，由于胆红素代谢异常，引起血中胆红素水平升高，而出现以皮肤、黏膜及巩膜黄染为特征的病症，主要分为生理性黄疸和病理性黄疸，其中，生理性黄疸是指单纯因胆红素代谢特点引起的暂时性黄疸。

预防与应对

○ 尽早开奶，充分喂养新生儿，促使胆红素经新生儿粪便排出。

○ 新生儿出生后，尽早使他排出胎便，从而排出胆红素，以免其被重新吸收到血液中。

○ 有条件，让新生儿晒晒太阳。

○ 若新生儿为病理性黄疸，情况严重的话，应尽早住院治疗。

脐炎

新生儿出生后，脐带结扎会使其腹腔与外界直相通的通道被堵塞。所剩的脐带残端，在正常情况下于出生3～7天后脱落。在脱落前，易因细菌感染患上脐炎。

疾病解析

新生儿脐炎是断脐时或出生后护理不当而被金黄色葡萄球菌、大肠杆菌或溶血性链球菌等侵染脐部所致，主要表现为新生儿脐部有粘液、脓性分泌物，并带有臭味或脐窝周围皮肤发红。新生儿脐带脱落前，伤口很容易感染而发炎。

预防与应对

○ 新手爸妈应每日检查新生儿脐部的创面，每天可用75%的医用酒精涂擦脐残端和周围2～3次。

○ 保持脐部干燥，特别在给新生儿洗澡时，要贴好肚脐贴，避免水分沾湿和感染。

○ 勤换尿布，以免尿液、粪便感染脐部。

鹅口疮

鹅口疮又名"雪口病"，是新生儿多发的一种口腔炎症，多见于新生儿或1周岁内的婴儿。一旦患病，会影响其进食和身心健康，新手爸妈需引起重视。

疾病解析

新生儿鹅口疮是由白色念珠菌感染所致的口腔黏膜炎症，多发生在口腔内舌、颊和软腭处，主要表现为牙龈、颊黏膜或口唇内侧等处出现乳白色奶块样的膜样物，呈斑点状或斑片状分布。不注意卫生是引起新生儿鹅口疮的主要原因。

预防与应对

○ 妈妈不要滥用抗生素，喂奶前先用温水清洗乳头，并注意保持乳房的卫生。

○ 保证新生儿的口腔卫生，及时为与新生儿亲密接触的物品消毒，如玩具、毛巾、奶瓶、奶嘴、尿布等。

○ 新生儿喝完奶后，可喂少许温水，帮助新生儿清洁口腔。

No.48 新生儿的启蒙训练

听觉、视觉、味觉、嗅觉、触觉，是人类感知外部世界的五个通道。充分刺激新生儿的感觉器官，能够促使大脑的各部分积极活动。

视觉训练

研究表明，婴儿出生后，就能注视或跟踪移动的物体或光点。新生儿喜欢看轮廓鲜明和深浅颜色对比强烈的图形，喜欢看红色的物品，更喜欢看人的笑脸，看的合适距离是 20 厘米。可按如下方法对新生儿进行视觉训练：

用一个鲜艳的玩具或者用一个红色的小球，距离新生儿眼睛约 20 厘米处慢慢移动，先引起他的注意，再将物品移向一侧，接着移向另一侧。

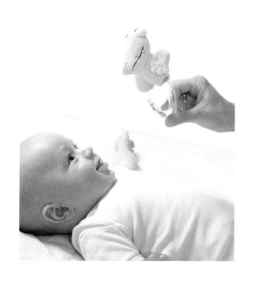

听觉训练

研究还表明，婴儿在胎儿期就有了听的能力，出生以后就有了声音的定向力，喜欢听大人的声音，喜欢听柔和的声音，更喜欢听母亲的声音和舒缓的音乐，出生后 2 周内能记住自己母亲的声音。可按如下方法对新生儿进行听觉训练：

○ 笑脸说话　和新生儿面对面笑着说话，当他注意了成人的笑脸后，慢慢移动头的位置，吸引新生儿的视线追随大人头脸移动的方向。

○ 听轻柔的音乐　在新生儿清醒

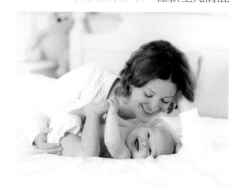

时，在距新生儿耳部 30 厘米处用手机播放儿歌，但声音不可过大。新生儿出现眨眼、欢快的反应，说明新生儿喜欢音乐，此时，妈妈可以移动手机，训练新生儿用目光寻找声源。

触觉训练

新生儿全身皮肤都有灵敏的触觉能力，有舒适、冷热、疼痛等各种感觉；他们喜欢母亲的怀抱，也喜欢接触质地柔软的物品。新生儿的触觉是他探索认识外界的重要途径，大人要充分利用这一特性，应用各种方法刺激新生儿的触觉，以促进心智的发展。

○ 勾拉手指：让新生儿的手握住大人的食指，大人用手指勾拉新生儿的手掌，以训练新生儿手掌的抓握能力。

○ 温柔地抚触：妈妈可以在两次喂奶之间或洗澡之后，轻轻抚摸新生儿的面部、腹部、四肢。给新生儿做抚触时，可适量使用按摩油或润肤露，并要注意室温，以免新生儿受凉。

运动训练

可能很多人认为新生儿没有什么运动的能力，每天的任务就是吃、睡、哭，其实新生儿从降生的那一刻就具备了很多的能力，如让新生儿趴在床上，用手抵住他的两脚，婴儿可趁势向前爬行。帮助新生儿进行运动训练，不仅能促进新生儿的骨骼肌肉的生长，还有助于刺激新生儿的大脑发育。

新生儿可在成人的帮助下做简单的被动操。

○ 扩胸运动：用手分别握住新生儿的双手，让新生儿抓住妈妈的大拇指，将新生儿的双臂屈曲至胸前，再缓慢打开伸于身体两侧，动作重复4次。刚开始运动时，新生儿的手臂可能很紧，妈妈可轻轻将新生儿双臂伸展开，上下活动几下。

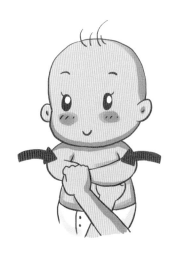 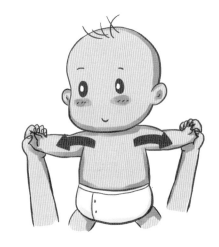

○ 伸展运动：握住新生儿的双手，将双臂上举至头部两侧，然后将双臂慢慢放下至身体两侧，动作重复 4 次。

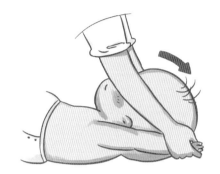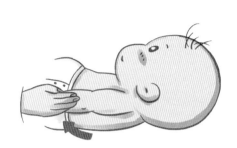

○ 屈腿运动：双手握住新生儿的双小腿，先慢慢将新生儿的左膝关节屈至腹部，将左腿慢慢放下，再将右膝关节屈至腹部，放下右腿，动作重复 4 次。

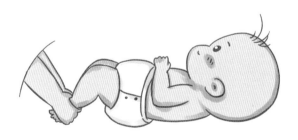

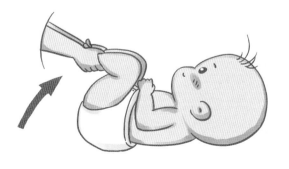

○ 抬腿运动：妈妈双手四指握住新生儿膝关节，大拇指置于腘窝，将新生儿的双腿举至与身体呈 90 度，再将双腿慢慢放下，动作重复 4 次。

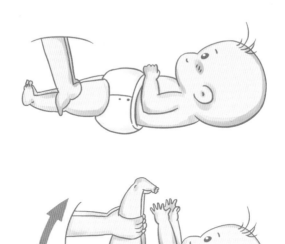

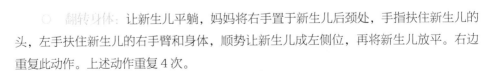

○ 翻转身体：让新生儿平躺，妈妈将右手置于新生儿后颈处，手指扶住新生儿的头，左手扶住新生儿的右手臂和身体，顺势让新生儿成左侧位，再将新生儿放平。右边重复此动作。上述动作重复 4 次。

注意事项：

○ 被动操应在新生儿进食半小时后、不哭不闹、无身体不适的情况下进行；

○ 室内温度控制在 26℃左右；

○ 妈妈做操时可配合动作打节拍，告诉新生儿接下来要做什么动作，可帮助新生儿集中注意力；

○ 新生儿锻炼要因人而异，体弱和疾病刚愈的新生儿要少做，生病期间的新生儿应停止做操；

○ 运动量要逐渐增加，每节动作由 4 次慢慢增加到 4 ～ 8 次。待新生儿习惯后，再增加次数；

○ 帮新生儿运动时，妈妈动作要轻柔，偶尔遇到新生儿不配合或身体难以伸展开时，妈妈应耐心帮新生儿捏捏关节，让新生儿放松。